21世紀の健康戦略シリーズ8

ヘルスプロモーティング・スクール
～健康な学校づくり～

島内憲夫 編訳著

長岡 知・大久保菜穂子・鈴木美奈子 訳著　池田汐里 訳

垣内出版

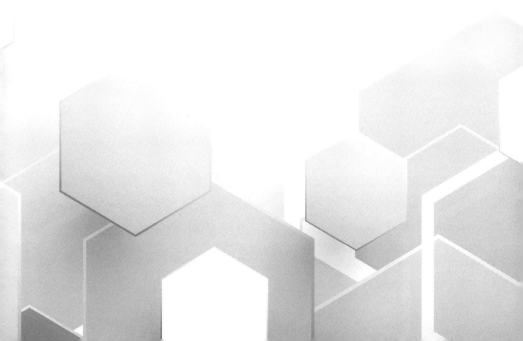

はしがき

　21世紀の健康戦略8
「ヘルスプロモーティング・スクール～健康な学校づくり～」
（島内憲夫 編訳著・長岡 知・大久保菜穂子・鈴木美奈子 訳著・池田汐里 訳）
を世に送り出すことになった。
　本書の編別構成は、次のとおりである。

はしがき（島内憲夫）
1章　健康な学校　Healthy School（島内憲夫・鈴木美奈子・長岡知・大久保菜穂子・池田汐里：訳）
　　　1　序章
　　　2　プログラム計画
　　　3　健康な学校づくり
　　　4　勧告
2章　持続可能な健康な学校づくりをめざして～WHOヘルスプロモーションの視点から～（鈴木美奈子・島内憲夫）
　　　付論：健康な学校づくりにおける連携（島内憲夫・鈴木美奈子）
3章　学校保健におけるWHOヘルスプロモーションの位置づけ（長岡知・島内憲夫）
4章　学校における健康教育のあり方（大久保菜穂子・島内憲夫）
5章　COVID-19（新型コロナウイルス感染）下の健康な学校づくりのあり方
　　　1　COVID-19（新型コロナウイルス感染）下で想う事（島内憲夫）
　　　2　学校健康教育への期待「教育（知識）こそ最大のワクチン」（長岡知）
付録1　高知県いの町学校保健委員会夏季研修会参加者アンケートの回答
付録2　順天堂大学医学部3年生への社会医学序論の課題レポート
あとがき（長岡知・大久保菜穂子・鈴木美奈子・池田汐里）に分かれている。

"The Healthy school"の書籍は、1990年イギリスのウエールズ医科大学を訪問した時に、ドン・ナットビーム教授より頂いた書籍であり、教授の母校であるイギリスのサウサンプトン大学から出版されている。以来、時期が来たら翻訳しようと考えていたが、気づいた時は、なんと35年の時が過ぎ去っていた。しかしながら、この書籍の内容は、現代に通じるものが多々含まれており、色あせるどころか、輝きを増していると言っても過言ではない。

　本書を刊行するための翻訳作業をしている最中に新型コロナウイルス感染が猛威を振るい始めた。このような事態になるとは「夢にも」想像していなかった。100年に一度の世界的な出来事に人類は危機的状況にあった。日本も例外ではなかった。当初は、新型コロナウイルス感染への学校での対応策について、我々の意見・想いを述べる予定ではなかったが、時代の要請に応えて、我々なりの回答を「5章COVID-19（新型コロナウイルス感染）下の健康な学校づくりのあり方」で述べた。何かのお役に立てば、望外の幸せである。

　21世紀の学校は、子どもたちが、学校や家庭、そして地域において日常生活を営む中で自分に価値を見出し、自分が生きていることや健康であることを実感し、未来に向かって自分らしく力強く生きていくことができるような力を養う学校でなければならない。
　今回、本書に付録として平成28年度（2016年）高知県吾川郡いの町学校保健委員会夏季研修会にて、保育園・幼稚園・小・中学校の教職員に対して行った島内憲夫の講演「WHOヘルスプロモーションの意義とねらい 〜健康な学校づくりへの提案：オタワ憲章とバンコク憲章から学ぶ〜」へのアンケートの回答を掲載した。
　それから、順天堂大学大学院医学研究科博士課程4年の池田汐里さんに、大学院生の目線で、全ての章、特に第1章の翻訳については、意味不明、理解しがたい個所について、指摘して頂いた。この場をお借りしてお礼を申し

はしがき

上げたい。

　最後に、本書の編集作業に真摯に取り組んで下さった垣内出版の峯達朗さんに心から感謝申しあげたい。特に、「新型コロナウイルス感染下の健康な学校づくりのあり方」について、メッセージを頂きたいと申し出てきた時、我々は本書を企画した当初からそのような章を設ける予定はなかったので、正直なところ驚きを隠せなかった。彼の提言がなければ、本書で「新型コロナウイルス感染」について、語られることはなかった。そして、本書の翻訳も含めた校正、編集に献身的に取り組んでくださった峯佳亮さんにも心より感謝申し上げたい。

2025年2月28日

島内憲夫
佐倉市の自宅にて

目次

はしがき　島内憲夫 …………………………………………………………… 3

第1章

健康な学校 Healthy School
島内憲夫・鈴木美奈子・長岡知・大久保菜穂子・池田汐里：訳

第1節●序文 ……………………………………………………………… 13
第2節●プログラム計画 ………………………………………………… 15
第3節●健康な学校づくり ……………………………………………… 21
第4節●勧告 ……………………………………………………………… 51

第2章

持続可能な健康な学校づくりをめざして
〜WHOヘルスプロモーションの視点から〜 ………………………… 57
鈴木美奈子・島内憲夫

付論

健康な学校づくりにおける連携 ……………………………………… 72
島内憲夫・鈴木美奈子

第3章

学校保健における
WHOヘルスプロモーションの位置づけ

長岡知・島内憲夫

第1節●はじめに　多要因化・複雑化した子どもの健康課題 ……………… 78
第2節●学校保健におけるWHOヘルスプロモーションの位置づけ ……… 79
第3節●ヘルスプロモーティング・スクールと今後の展望 ………………… 87
第4節●おわりに ……………………………………………………………………… 88

第4章

学校における健康教育のあり方

大久保菜穂子・島内憲夫

第1節●日本の学校健康教育の歴史 …………………………………………… 92
第2節●学校における健康教育とは …………………………………………… 94
第3節●学校健康教育のねらい ………………………………………………… 95
第4節●学校教育における取り組み …………………………………………… 96
第5節●学校健康教育とヘルスリテラシー …………………………………… 98
第6節●フランスにおける学校健康教育 ……………………………………… 99
第7節●中国における学校健康教育 …………………………………………… 101
第8節●おわりに ………………………………………………………………… 102

第5章

COVID-19（新型コロナウイルス感染）下の
健康な学校づくりのあり方

第1節 ● COVID-19（新型コロナウイルス感染）下で想う事　島内憲夫 ……… 106
第2節 ● 学校健康教育への期待「教育（知識）こそ最大のワクチン」 長岡知　114

付録1

高知県いの町学校保健委員会
夏季研修会参加者アンケートの回答 ……… 118

「講演：WHOヘルスプロモーション意義とねらい
〜健康な学校づくりへの提案：オタワ憲章とバンコク憲章から学ぶ〜」

島内憲夫

付録2

順天堂大学医学部3年生への
社会医学序論の課題レポート ……… 124

あとがき　長岡知・大久保菜穂子・鈴木美奈子・池田汐里 ……… 138

第1章

健康な学校
（Healthy School）

島内憲夫・鈴木美奈子・長岡 知・大久保菜穂子・池田汐里：訳

はじめに

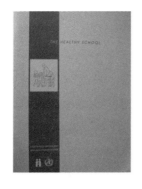
　この報告書は、WHOヨーロッパ地域事務局に代わり、健康教育とヘルスプロモーション・リサーチに関するWHO協力センターである、スコットランド健康教育グループ によって、出版されたものである。これは、すべての加盟国での学校の健康教育と、ヘルスプロモーションに関する政策と実践に影響を及ぼすことのできる人々を対象としており、5年以上に渡りさまざまなミーティングを開催して、共同の作業とアイデアの共有をしたヨーロッパ中の幅広い実践家の経験が活かされている。

　学校の健康教育に関連した問題が、1984年のBurley（UK）と1985年のLeige（Belgium）の WHO会議で調べられ、さらに、1986年のスコットランドのPeeblesでの「健康な学校づくり（the Health Promoting School）シンポジウム」で議論が発展し話題となった。この報告書は、このシンポジウムにおいて直接発展したものと、シンポジウム以後のさらなる進歩を考慮に入れたものである。

　WHOとヨーロッパ諸国は、ヨーロッパの学校健康教育の性質に関する研究に従事しており、ヨーロッパ評議会とUNESCOによる有意義な取り組みが、これらに対する重要な支援となった。これらの開発の中で励みとなったのは、個々の加盟国だけでなく、関連する国際機関においても、協力的な意欲が示されたことである。

　この国際運動の進歩の一環は、「各加盟国の教育・健康サービスの組織形態は異なるが、学齢期の若者の健康に関連する主要な教育上の問題は、実は同じものである」という認識の広まりに関連している。

第 1 章　健康な学校　Healthy School

　多くの政府は、薬物乱用、喫煙、そしてエイズなどの特定の健康上の問題に対して、明確な教育的対応をしている。しかし、これらの重要なトピックが個別に捉えられ、性や人間関係などの問題が注視されるだけで、健康の観点が否定的に捉えられるリスクがある。

　しかしながら、エイズなどのこれらの問題は、我々が、幅広い健康教育とプロモーションの文脈に関心の焦点を置くことに一役買っている。ヨーロッパでは、単に若い人びとを病気やリスクから守る以上の教育的アプローチを開発する必要性があると、今現在、明確に認識されている。この報告は、学校でのすべての生活と環境が、健康を促進する力を有していると強調している。そのような学校は、若い人びとのあらゆる健康ニーズに結びついた有意義な文脈の中で想起される、エイズのような主要な問題に関する学習を可能とした、計画的なカリキュラムを有することになる。

　健康に関連した知識と動機、健康促進に関連したすべてのライフスタイルに関するWHO地域事務局の目標を、この報告書は考慮している。それに加えて、この報告書は、学校健康教育についての重要な一連の一般原則を採択し、それにまつわる行動を確約した1988年の欧州共同体の閣僚会議の決議からも力を得ている。

　各加盟国と国際的な協力が5年の間、進歩し続けているにも関わらず、学校での健康教育の質と地位を改善することの必要性が、なお残されている。

　WHOの事務総長の中嶋宏博士は、ヒューストン（Houston）での健康教育に関する第13回世界会議での基調講演で、つぎのように述べた。
「学校での健康教育の効果を確信させる根拠があるにも関わらず、何故未だに学校での健康教育のカリキュラムは力を持っていないのか？」

　この報告書は、ヨーロッパの学校での健康教育とプロモーションに関するいくつかの素晴らしい事例に焦点を当てているが、すべてが順調だという自己満足を造り出すことを求めてはいない。学校での健康教育の改善のための主要な課題に焦点を置くことや、健康な学校へと向かう運動についてのより良い開発やトレーニングのための勧告を提供しているのである。

この報告書は、我々の学校でのヘルスプロモーションに関する政策や戦略に影響を及ぼすモデルやサンプルを備えている。そしてまた、保護者や地域との共通のつながりを持つ学校が、すべての人々の健康を促進する上で大きな力となる手段を示すことにより、変化の必要性を認識している人々がより効果的な健康支援者となることの助けにもなる。

　私は、この報告書をまとめて下さったIan Young と Trefor Williams、そして、準備に協力して下さったすべての同僚に感謝します。

Dr.D. O 'Byrne
WHOヨーロッパ地域事務局　専門官
コペンハーゲンにて

第1節

序文

1.1 健康教育とは何か

　健康教育は、QOLと個人の身体的、社会的、そして精神的なwell-beingの促進に携わっている。健康教育には、何が有益で何が有害かの知識を与えるだけでなく、効果的に知識を使えるように個人を支援するような技術の開発も含まれている。

　また、健康教育は、現代社会において、健康な生活を送ることは、ある程度、正しい選択をすることであるという事実にも関連している。生徒たちは、将来や、現在の生活において、価値のある選択ができるように心構えや価値観を発達させる必要がある。生徒たちが正しい選択をする手段を身につけることは、意欲的な目的であり、健康教育が社会教育の一翼を担っていることを表している。

　これは、生徒たちが社会において責任ある大人として、十分に、効果的に、自信を持って社会参加できるようにするという、幅広い教育の目的の一部である。

　健康教育は、教師たちを巻き込むだろうが、単に生徒に提供されたコース（課程）としてだけ捉えてはならない。学校は、健康が重要で、かつ、本当に大切なことであることを証明しなければならない。この意味で、学校での隠れたカリキュラム（hidden curriculum）は、極めて大切な要素である。WHOの専門用語を使うならば、学校が、「健康な学校づくり（health promoting school）」を推進しなければならないということなのである。それは生徒とスタッフのケア、食堂での食事、活発だが安全な環境の供与に反映されるだろうし、そのような「健康な学校づくり」の特徴は、健康のための教育において、かすかではあるが、強い力を備えることになる。「健康な学校づ

くり」は、生徒とスタッフに対して健康的な選択をしやすいように、積極的な支援を行うことができる。この重要な概念の実態については、第3節で詳しく明らかにされている。

1.2 何故新しい構想なのか？

　最近ヨーロッパのいくつかの学校では、より幅広い基準に対処するプログラムが用意されている。多くの小学校は、環境学習に健康のトピックスを組み込んだり、あるいは、カリキュラムの中に、特定の習慣的な健康教育の要素を導入している。中学校では、しばしば、社会教育計画の中に健康教育の要素を含めている。例えば薬物教育といったような、問題に対処するための新しい指導計画向けの支援が、1980年代の健康教育に関する発展を、幾らか幅広く活発化させた。しかし、カリキュラムの中での健康教育の位置づけに関しては、限られた改善しかされていない。オランダやポルトガルでは、「健康教育は小学校にとって法的に必要なものである」という法案が可決されたことが、重要な前進のためのステップとなった。

　健康教育は優先されるものと見なされていないため、生徒は健康教育についてあまり関心がない。健康教育が、教育庁や校長、教員から高い優先順位を与えられていないことには多くの理由があるが、しばしば言及されるのは、次のようなことだ。

- 多くの要因からカリキュラムへのプレッシャー（圧力）がかけられているため。
- 多くの教員が、「医学的な事柄」だと信じていることについて、彼ら自身、準備不足だと考えていたり、健康問題についての教育はできないと感じているため。
- 生徒の視点からは、健康教育は、時々、道徳として受けとられたり、生徒の生活からかけ離れた病気に関係しているものだと見られているため。

　我々の社会は、つぎつぎと受け取った健康危機によって、人々が動揺させられている。しかし、それは健康な生活が人々にとって最も重要な課題であ

るにちがいないことを明らかにしているのだ。薬物依存やエイズのような問題は、それ自体がある程度の注意を必要としており、政府はこれらに関するたくさんの取り組みを支援している。だが、健康教育の基礎となるプロセスに携わる、整然とした健康教育プログラムは存在せず、それはエイズのようなトピックが個別に対処されてしまう大きな危険性があることを意味する。我々は若い人々に対し、彼らの健康に対する興味が不健全な好奇心に終始せず、彼らの生活の中でポジティブに健康を促進する力となることを確実にする、未来のためのカリキュラムを開発する責任がある。

第2節
プログラム計画

2.1　誰が開発に取り組むのか？

　健康教育プログラムの計画のための取り組みは、業界横断的な協議と協力の結果として形成された公的な声明によって、教育庁が実施しなければならない。このような方法においてのみ、取り組みの重要性が学校のすべての人に対して明らかになるのである。各教育庁によって、健康教育とヘルスプロモーションのための方針が明確に表明されれば、すべての学校のカリキュラムの中に、健康教育は確実に位置づけされるだろう。このプログラムはすべての年齢の生徒のためにあるべきであるという声明は、小学校と中学校との間に必要な協働を効果的に促進するであろう。

　また、教育庁からの方針声明は、どのプログラムを開発すべきか、特定のカリキュラムガイドラインも提供するであろう。この方針は、カリキュラムの中での健康教育の重要性を校長に強調することで、学校において、健康教育の目的を実現する構造や状態を確立することを要求するものである。しかしながら、これは、教育庁に対して、つぎのような明らかな資源的影響を与えるだろう。

- 最低限、必要な資材を供給すること
- 必要なスタッフとの連絡のための時間を作ること
- 勤務中に適切な研修と支援を提供すること
- 隠れたカリキュラムと学校環境のような、より広範な問題による健康への影響を考慮すること

しかしながら、これらを、すべての学校が重要な開発として受け入れてほしいという望みがあるのならば、達成可能な最終期限を設定し、それに間に合わせなければならない。これは、カリキュラムの制限的な管理のための主張ではない。教育庁によって決められたガイドラインや目標の枠内で、地方自治の余地があるべきである。

もちろん、教育庁が取り組みに着手すべきだという提案は、各学校が現状提供しているものを試行錯誤し、改善する責任を取り除くものではない。

2.2 教育庁は何を各学校に要求しているのか？

開発を監視するために、教育庁は学校につぎのようなことを要求すべきである。

- 学校の、健康教育のための現在の施策、目標設定、必要な資源、そして提案された所要期間について提示する主旨書。
- 合意された期間内で作られた、健康教育の進捗状況についての正式な報告。
- 提携した小学校と中学校の間での計画の調整の進捗報告。

教育庁が教育課程の調整を方針の項目としている場合のみ、それは効果的、かつ持続的なものとなる可能性がある。もちろん、個々の学校とグループの学校は、準備の段階が異なるので、教育庁から異なるレベルの支援と応答を要求されるかもしれない。

2.3　学校の責任は何か？

　学校は、生徒に、健康についての健全な情報を提示する責任がある。それはまた、生徒らの態度を明らかにし、生徒らの健康に関する選択の背後にある価値観を理解することを助け、その結果として、生徒らが健康な選択ができるように支援するだろう。そうすることによって、学校は、学校が支えているコミュニティでの、健康に関連した諸問題の上で見出されやすい、さまざまな価値観を認識しなければならない。もちろん、これは困難な課題である。学校は、また、その組織や、日常的な監督、指示、教導において、自らの実践が、自ら推進する価値観によるものだということを実証する責任を有している。

　学校は生徒への強い影響力を持ち、たとえある特定の態度や価値観が社会から見放されているように思えたとしても、それらを擁護し支え導いていくという、社会からの期待を背負っている。しかしながら、学校だけが健康なライフスタイルの発達に影響を及ぼすわけではない。他にも家族、ピア・グループ、広告、メディア、法律、そして若い人々の社会的な環境などがある。学校は、若い人々の健康を促進する責任がある。しかしながら、これは、課題の性質を現実的に見通すことによって、緩和されるべきである。

2.4　誰が健康教育を教えるのか？

　健康教育は、価値観、態度、そして行動に関係がある。そのため、専門的な教師グループ単独の領域であることはない。合意された学校基準の維持や雰囲気づくりと同様に、学校スタッフ全員の責任である。

　しかしながら、すべての学校における健康教育の実現は、2つのレベルでアプローチされなければならない。それは、健康を促進するための一般的なコミットメントと、計画的な方法で健康問題を教える特殊なコミットメントである。小学校では、特定の健康のトピックスは、すべてのクラスの教師の学習計画の一部にされるべきである。中学校では、すべての科目の教員が、各科目において格別な重要性を持っていたり、その科目の文脈の中で適切に教えられるような健康教育の諸要素を教える責任がある。しかし同時に、特

定の健康教育を教える教師グループを選り分け、適切な支援を与えなければならない。

　カリキュラムの中で特定の健康教育の要素について教える、スタッフの選考が重要である。健康教育で扱われる難しく議論を呼ぶ領域は、相当の教育スキルを必要とする。イギリスの健康教育に関する報告書では、教師が集団の中の生徒の個人的な諸問題にアプローチする時、すなわち個人のカウンセリングとは異なる状況にアプローチする時には、リスクのある立場に遭遇すると記されている。多くの教師は、このための十分な訓練をしていない。そして、どんなケースであれ、それは訓練だけの問題ではない。教師は、科目について知識や関心を誇示すること、幅広い教育技術を率先して使用すること、若い人々のニーズに敏感になり、彼らと自然な信頼関係を持つこと、そしてフランクなディスカッションを扱えるようになることを要求されている。これらの特徴は、健康教育プログラムの特定の側面を教えるために中学校の教師を選考する時と同様に、小学校でスタッフを選ぶ際にも重要である。

2.5　学校の方針を形成する要因は何か？

　適切な協議に沿って、学校は、教育庁のガイドラインに基づいて作られた、保護者、スタッフ、生徒のための明確な方針声明を示すべきである。それには、保護者、スタッフ、生徒の見解を求めなければならない。1.1で述べられている健康教育の幅広い定義に則して、方針声明は、学校の社会的な目的と生徒への期待を明らかにする。そしてそれは、薬物教育や性教育や人間関係の教育のような、微妙な諸問題への教育の方法を立案する。それは、健康教育が、単純に特定の講座で何を教えるかという問題ではなく、学校での仕事の多くの側面と関わりあっていることを明らかにするものである。

　学校が直面しなければならない1つの問題は、何が保護者の視点を確立する一番よい方法なのか？というものである。学校が設置されている地理的領域で、共通の視点と関心を有する単一のコミュニティはめったにない。むしろ、学校に対する異なる態度や異なる期待を抱く、公平性に欠ける異なるグ

ループのように思われる。健康教育の特有の諸問題は、異なるグループが異なる意味を有していることであろう。保護者は、保護者のための健康教育資源とそれらを説明する健康教育的アプローチの性質に、気づく機会を与えられるべきである。第3節では、連携を確立することができるいくつかの方法について論じている。

また、学校は、生徒の一生の備えをする責任を果たす上で、繊細な問題によって生徒を傷つけることを避けるという難しい課題も持っている。論争の的となるような話題と倫理的な諸問題は、避けることができない上、実際には、生徒たち自身によって提起される傾向がある。そのような議論の機会を与えないということは、場合によっては、単に生徒たちをその仲間内の影響や、マスメディアによる価値観の中に投げ出すことになる恐れがある。

2.6 誰が学校での健康教育の開発を監督するのか？

健康教育プログラムのコーディネートのすべての側面において、理想的には、スタッフの中の昇進した一人が直接的な責任を負うべきである。いくつかの中学校では、すでに確立された実施例がある。健康教育は社会教育の一部になることが多いため、責任はしばしば、上級職の教師が負うことになっている。小学校では、校長に責任があることが最も多いが、いくつかのケースでは、学校全体の健康教育の責任を負う代表として、授業担当から解放され、必要な時間が保証されている上級職のメンバーを選ぶ可能性があるかもしれない。

このようなコーディネーターは、つぎのような諸問題に責任があるであろう。

- 連合した小学校と中学校の間の会議を含む、健康教育をするスタッフ会議を招集すること
- この研究分野での新しい開発にスタッフが遅れを取らないようにすること
- シラバスや教育ノートを含む、資料や手段の準備をすること
- プログラムに対する外部の貢献者への説明会と、その活動の監督
- 関係する全てのスタッフに対する、校内での現職研修

いくつかの加盟国の医療従事者、特に学校保健事業者は、重要な役割を持っている。他の加盟国では、健康教育官が任命されており、学校の健康教育に関して、しばしば価値ある支援的な役割を果たしている。しかしながら、支援的な機関が教師の代わりを用意するよりも、教師がクラスでの教育のコントロールの保持すること、そしてそれを機関がアシストすることの方が重要である。

2.7　小学校と中学校との協働は如何に組織化されるのか？

　連合した小学校と中学校との健康教育プログラムの協働計画のために、組織モデルを一つしか準備しないのは適当ではない。しかしながら、開発を監督する任務を課された、十分な地位のあるグループの存在は重要である。そのようなグループは、次のような、学校と関係するセクターとの間の基礎的な諸問題を洗い出し、共通の土台を確立する課題がある。

- 健康な学校づくり（Health promoting school）の意味
- 健康教育の特徴とカリキュラムにおける位置づけ
- 健康教育局のガイドラインはどのような方法で使用され、どのようなローカル・バリエーションがあり得るのか？
- 学校の健康教育を促進するすべてのスタッフの役割と、すべての教師がその役割を担うことを奨励する手段
- 個々の学校が、健康教育の開発の中ですでに到達した段階
- 特に性教育や人間関係のような繊細な領域についてだけでなく、健康な食事といった領域についても含んだ、保護者との懇談
- 教育庁、ヘルス・サービス、他の機関、そして学校自体からの新しいプログラムのための支援の確認
- スタッフの現職研修と開発のために利用できる時間、最も必要とされている訓練や開発の特徴
- プログラムの評価とその評価の目的

このグループの仕事の根底にある主要な原理は、前期思春期の発達の変化について綿密に考慮されている、持続的な健康教育のプログラムを、生徒が整然と提供されるべきだということである。

第3節
健康な学校づくり

3.1 我々は、学校でのヘルスプロモーションで何をするつもりなのか？

ヘルスプロモーションは健康教育と、学校で行われるその他すべての健康の保護・改善に着手する活動の組み合わせとして考えられている。学校は生徒とスタッフの世話をするケア・コミュニティであることを目的としている。しかしながら、健康教育はかつて、往々にして、公式のカリキュラムの課題の視点から考えられていた。健康教育の方針とガイドラインを開発する学校では、全体の生活における健康の促進に関すること自体について再検討することが重要である。以下の2つの幅広い原理が、この章で何を主張しているかについて強く示している。

・個々の生徒が、すべての健康を促進する活動の対象である。それゆえ、健康な学校づくり（heath promoting school）は、生徒の知識、態度そしてニーズを調べることを要求するであろう。
・それは、生徒自身が健康を促進するプロセスに実際に巻き込まれることなのである。

3.2 健康な学校づくりの未来は何か？

健康な学校づくりには3つの主要な要素がある。1つ目は、公式のカリキュラムを通して教えられる健康教育である。ヨーロッパにおいて、健康教育

は、個別の科目として扱われることはほとんどなく、一般的には、科学、語学、体育、環境教育のようなカリキュラムの主要な領域の中に統合されている。

2つ目の健康を考慮する要素とは、隠れたカリキュラムあるいは学校の風土とみなされるようなものとして浸透している。それは、学校での気がかりな人間関係、教師によって設定された模範、学校の物理的環境と施設、そして、その他の学校生活の多くの特徴などを含んでいる。(訳者注：隠れたカリキュラムとは、学校のフォーマルなカリキュラムの中にはない、知識、行動の様式や性向、意識やメンタリティが、意図しないままに教師や仲間の生徒たちから、教えられていくといったものをいう。)

3つ目の要素は、学校と家庭との間、それを取り巻くコミュニティとそのすべての環境とサービスによって、提供されている。

表1

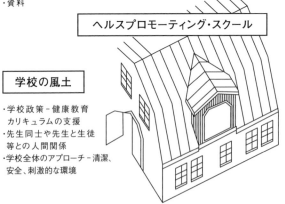

3.3 健康教育カリキュラム

初期の幼年期から、健康に関する子どもの視点に影響するものが、多く存在する。子どもたちの態度は成長と発達の間に変わっていくものであり、非常に幼い年齢の時でさえ、幅広い健康に関連したことについての態度と信念を形成している。彼らは、また、多くの多様な情報源から習得した健康情報（誤情報を含む）についての問題を恐れ、心配をしているかもしれない。健康教育は、学校で取り組まれているが、個々の子どもの健康経験の小さな部分として見なされる。それは、個人の「健康キャリア」と総称される、数多ある影響の中の一つにすぎない。

各学校は、健康教育プログラムの内容を検討する根拠として、この健康キャリア（既往歴）を使わなければならない。子どもたちは、彼らに働きかけてきたり、与えられてきた影響について、ほとんど気づかないだろう。それゆえ、健康教育プログラムにおいて重要なのは、彼らの現在の「態度や信念そのもの」と、「利用できる新しい情報の中でそれらがどのように生じたのか」を、探究する技術を育成することである。

喫煙の場合、家族、友達、そしてコミュニティの大人の行動や、例えばあからさまな広告、またテレビで見られるようなさりげない人々の振る舞いといった、メディアからの情報が、生徒の態度に大きく影響するだろう。10歳から14歳の時に若者は喫煙を経験するだろうし、多くの若い人々は健康リスクに気づいているにもかかわらず、何人かは定期的に喫煙するかもしれない。健康教育プログラムは、喫煙を魅力的に感じさせてしまうような、ピア・グループからのプレッシャーや、綿密に計画された広告などの影響力を認識させる。そして、代替として、若い時に喫煙をしない人のポジティブなイメージ、例えば、スコットランドの 'Be All You Can Be-Let Your Body Breathe' のような広告キャンペーンを提供することができるのである。これに、口臭や衣服の臭いといったような、短期的な諸問題の効能を加えると、他のメッセージよりも個人の行動に一層影響を与える可能性が出てくる。

3.3（1） 健康教育プログラムにどのようなトピックスを入れるべきか？

学校保健プログラム（school health programme）に含まれるべき幅広い領域の内容について、ヨーロッパ諸国の間では、一般的な合意がある。それらは、つぎのようなものである。

1. 個人のヘルスケア ― 衛生と歯の健康を含む
2. 性教育を含む、個人的並び人間的関係 ― 他のトピックスにも不可欠なメンタルヘルス（精神的・情緒的健康）の側面も含む
3. 栄養教育、健康な食事
4. 薬物・麻薬（合法・違法）の使用や依存 ― タバコ、飲酒、違法なドラッグ
5. 環境と健康 ― 原子力エネルギーや大気中のガスバランスに関係する諸問題
6. 救急処置を含む、安全教育と事故の予防
7. 消費者教育
8. コミュニティ・ヘルスケア（地域保健）とその活用
9. 家族生活 ― 時には性教育に含まれる
10. 病気の予防と管理

多くのヨーロッパ諸国は、これらの項目を大見出しの下でグループ化することが、教師が自分の教科や関心に近い諸問題に関わることを簡易化するのに好都合だと気づいている。例えば、イングランドとオランダでは、つぎのような「3つの基礎石」に基づくアプローチを使用した活動をしている。

1. 人間関係
2. 自分自身の世話
3. コミュニティ環境

第 1 章　健康な学校　Healthy School

下記がそのイラストである。

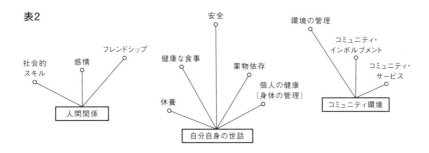

表2

カリキュラムの枠組みは、3つの「基礎石」に基づいており、
いくつかの「重要分野」が提案されている

　プログラム全体の中で、各トピックスに相対的な重点が置かれていることや、特定の学校段階でどの側面の深度がカバーされるかについては、慎重な配慮がなされなければならない。そして、健康教育を作り上げるトピックス領域を調査することは有用だが、このアプローチの限界もまた、認識されなければならないだろう。例えば、トピックス構造の中で、健康の身体的、精神的、社会的側面の関連性が失われないようにすることは、重要である。栄養、ストレス・コントロール、運動のパターンのような事柄を勘案せずに、アルコールの使用について考慮することはできない。また、これらの問題が別々のトピックスとして扱われた場合、全人的な健康とwell-beingのポジティブな促進を排除する、ネガティブな、または問題志向的なアプローチを取り入れてしまう危険性に注意することも、重要である。
　それゆえ、多くの諸国が、健康上の主要な懸念事項を抱えているにもかかわらず、自己選択や自己決定能力の開発に重点を置く、包括的な「健康的ライフスタイル」アプローチの採用を要望していることは、励みとなることである。

多くのヨーロッパ諸国の間で共有された1つの主要な問題は、学校健康教育に利用可能なカリキュラム上の時間の中で、首尾一貫した、発達上適切なプログラムを如何に提供するかということである。これは、学齢期の子どもたちの特定の発達段階における特有の健康問題の重要性を考慮した、難しい選択をすることを含んでいる。

3.3（2） 学校プログラムにおいて、特に適切な健康トピックスはどれか？

心に留めておく必要のある重要なポイントは、3.3において先述した既往歴（health career）である。イングランドの最近の調査研究において、子どもたちは、健康に関する最も繊細な領域についてさえ、その年齢に関係なく、何らかの認識を持っていることは、疑いの余地はない、と示されている。

それゆえ、学校を通じて一貫した計画を促進するために、健康教育の主要な領域において、スパイラルカリキュラムの開発を試みる国が増加している。スパイラルカリキュラムの基本は、以前に学んだアイデアや概念を発達・拡大させるような方法で、生徒の生涯を通じ、健康教育の主要な領域を、間隔を置いて再確認させることを含んでいる。いくつかの諸国は、現在、学校に関係した主要な健康領域を明らかにする、スパイラルカリキュラムの開発に従事している。

主要な領域の選択における決定は、しばしば、調査や研究によって、手助けされて

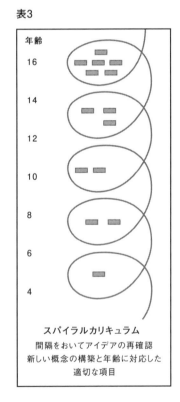

表3

スパイラルカリキュラム
間隔をおいてアイデアの再確認
新しい概念の構築と年齢に対応した
適切な項目

いる。ヨーロッパ12カ国を含むWHOの大規模な国際横断研究は、若い人々の健康行動とニーズに関して重要な情報を生み出している。多くのヨーロッパ諸国は、また、麻薬、エイズ、ガン、心臓疾患、事故や多くの健康問題の予防に関連した教育の取り組みに労力を費やしている。

3.3（3） いかにこれらのトピックスを健康なライフスタイル・アプローチに組み入れるか？

主要なトピックを、スパイラルカリキュラムにも発展させることができる、健康なライフスタイル・アプローチにまとめ上げるには、技術と忍耐力が必要である。しかしながら、カリキュラムの他の分野に統合することも可能である一方、学校を通じて発達段階に応じた進歩を与える重要なアイデアと概念を提供できるという点において、その恩恵は相当なものである。このような手段は、学校での計画のために非常に役立つであろう。

このようなスパイラルカリキュラムは、現在ポルトガルで、教育の3つのサイクルを通じた、新しく制定された国のカリキュラムの中で開発されている。

また、イングランドとウェールズでは、小学校のために新しくつくられた国のカリキュラムと一致する、スパイラルカリキュラムの「計画ガイド」を開発する同様の試みも、最近完成を見た。

3.4 健康教育は如何にして教えられるのか？

もし、健康教育プログラムが、生徒が情報に基づく選択をすることを助け、健康なライフスタイルの確立と、価値観の体系をも形成するものなのであれば、プログラムを教える方法は、その内容と同様に、重要になる。子どもたちに他者から学ぶことを促し、彼らの思考の構成方法に影響を与えるような言葉の使い方をさせるためには、生徒の積極的な参加が必須である。採用される教育の方法には、生徒が、事実を見極めることや意思決定をすること、交渉、傾聴、問題解決、人間関係の形成やその扱い方といったことに関与するような機会を作らなければならない。もちろん、先生から直接レッスンを

受けること、あるいはビデオ・テープやテレビやラジオ放送のような視聴覚教材を使うことも考慮している。健康教育の目的のすべてを達成するのならば必須となる、さまざまな教育スタイルを含む幅広いプログラムの一部として注意深く計画された時、それらはすべて妥当なものとなる。

　積極的な教育方法は、教師にとって簡単なものではない。注意深い計画と組織化を要求している。しかし、程度の差はあるが、多くの小学校において何年にもわたり、積極的な教育方法は実践されてきており、そして中学校では、積極的な教育方法の根底にあるアイデアを習熟しつつある。

3.4(1)　生徒が、他者から聞き、意見を述べ、交渉することを如何に助けることができるのか？

　健康の諸問題について議論するための効果的なコミュニケーション技術の開発は、積極的な方法の最も重要な側面の一つである。つぎのことは、多くのヨーロッパで使用されている方法の事例（サンプル）である。

3.4(2)　質問表

　議事を支配してしまうことを避けつつ、新しいトピックスを導入するアプローチとしては、健康のような特定のトピックスについての真偽を問う質問票を基に、スモール・グループで行う議論を活用する、というものがある。そのようなアプローチで生じうる利点は、議論の最中に、教師がこの領域についての生徒の知識の範囲を明確に知る視点を得ること、各グループの中での一般的な理解や協力を促進するような方法で、生徒に諸問題について話す機会を与えることである。そこで、教師は、例えば、間違った概念の訂正をしたり、健康な食事に対する公衆の態度の調査をしたり、生徒が知識を得、選択ができるような基礎づくりを始めたり、といったように、生徒の議論から生まれた結果をさらなる活動に利用することができる。

3.4（3） 限りなく増大する
これは、つぎのようなステップが含まれている。

生徒は、いかなる種類の議論や相談もなしに、与えられたトピックスについて、多数の表題を書き出すように求められる。それは例えば、「友人に求める4つの資質（quality）は何ですか？」といったようなものである。

いったんリストが完成したら、生徒はそのリストを、他の一人のリストと比較するべきである。生徒たちの意見交換の後、おそらく4つ以上の表題が含まれる合同リストが作られるはずだ。

そして、リストを比較した生徒のペアは別のもう1組のペアと合流し、再びリストを比較する。この時は、何らかの形で優先順位のついた項目のリストを作成する。ここからは クラスのサイズにもよるが、その四人組は他の四人組と合流して議論し合い、合意を得た優先事項リストを作成する。全員が見られるようにするために、そのリストは大きな紙に書き出し、他のグループのリストと一緒に壁に貼り付けられるべきである。

これまでの段階を監視し、必要なところで介入してきた教師は、この段階においても、ある職務を負っている。それは、適切であれば、問題に対する集団的な反応を引き出したり、生徒が何らかの一致した見解に同意したり、このような性質の問題にはたった一つの「正しい」回答がないことを受容したりできるように支援する、というものである。

3.4（4） ケーススタディとロールプレイ
生徒に、他者の立場に身を置かせ、その立場から事例（case）を論じるように奨励することで、その参画は議論を越えて拡がっていく。例えば、自分の犬を運動させたいと願う飼い主に対して、公園を綺麗に維持しようとする地域住民がいるようなケースがある。そのようなケーススタディは、子どもたちに種々の繊細な問題や、それらを議論する際に用いられる論証、そして個人的に経験することができないような他者の問題について、紹介すること

に役立つのである。この延長線上に、生徒が役を演じることに集中させるというものがある。もしもロールプレイの経験から最大の利益を得るつもりなのであれば、必要となるものがある。それは、参加者が彼らのパートを演じるための情報をしっかりと得られるような注意深い準備と、ロールプレイの後に教師と共に議論や分析を行うことの両方である。ロールプレイのテクニックは、薬物教育のために開発されたコースにおいて、よく示されている。つまり、生徒がピア・グループやその他の圧力に対抗できるよう、薬物使用の拒絶やそれを制止するためのスキル開発を支援する時に、使用されるのである。しかしながら、ロールプレイを使用する時、教師は、個人がその選び取ったロールから抜け出すことを可能にするための「報告会」の重要性を覚えておく必要がある。そのために時間を取ることを考慮しなければならない。

3.4（5） 無制限の問題解決

地域の問題の調査に子どもたちを巻き込むことは、諸問題の特定、情報の収集と検討、重要事項の選択や、解決法の決定に、彼らを関与させるもう一つの方法である。それは、我々の学校は安全な環境なのか？といった1つの地域の問題かもしれない。あるいは、より広い関心事として、地域の中における障がい者の状況改善のために何ができるか？といったことかもしれない。 もし、適切に計画された調査であれば、生徒たちの能力の範囲内で解決策を提供できる「実際の」問題の上で、彼らのスキルを発達させることに、集中させることができる。単なる情報の断片や図面のコレクション以上に、諸問題を掘り起こし十分に議論したことや、考えうる限りの活動を実行したことを示す、最終的な産物があることが重要である。

3.5 健康教育はカリキュラムの中にどのように現われているのか？

健康教育は、いくつかの方法で小学校と中学校のカリキュラムの中に現われている。

3.5（1） 他のカリキュラムの中の必須の要素として

　多くのヨーロッパ諸国では、健康教育は個別の科目として位置づけられてはいないが、最も他の科目の中に統合された研究分野と見なされている。例えば、小学校では、環境の学習に関連しているかもしれない。あるいは、中学校では、生物学、体育、家庭科、地理、語学、消費者教育、ガイダンス、倫理、そして環境学習のような、カリキュラムの伝統的な領域に関連しているかもしれない。

　例えばオランダや、デンマークの義務教育レベル(Danish Folkeskole)の小学校のように、健康教育を提供しなければならないと要件づけられているケースがある。デンマークでは、必修科目に加えて、健康情報、交通安全、そして性教育といったような、必修のトピックスがある。

　健康問題はその性質上、1つの科目の領域の関心に限定されるものではなく、カリキュラムのすべての領域で健康教育の機会が存在する。小学校では、クラスの担任教師が、カリキュラムの適切なポイントに、これらの健康問題を組み込んだ計画を立てることができる。しかし、中学校では、あらゆる科目の教師が、彼らのカリキュラムの文脈の中で健康問題を扱う機会を認識し、計画する必要がある。さまざまな教科のバックグラウンドからのこれらの貢献は、中学校の社会教育プログラムで行われるものと同じくらい大事な、計画された健康教育プログラムの一部であり、識別し、計画し、調整することが求められている。

　カリキュラムのさまざまな教科や側面が貢献する方法は多く存在する。以下に、ヨーロッパ諸国で行われているいくつかの例を挙げる。

- ●**国語**：自尊心、ステレオタイプ、家族の中での人間関係といったような種々の問題を、創作物を通じて探求することができる。
- ●**創造的美術活動**：これらの活動によって自尊心を高めることや、スキル、楽しみ、リラクゼーションを通じて生徒の健康をつくることは、きわめて大切な貢献である。

- **体育**：実践的なプログラムの一環として、運動によって意図される成果や身体的・精神的な健康利益について議論し、体験する。
- **多文化・宗教教育**：焦点は、多くが調和的な人間関係におかれるだろう。
- **家庭科**：衛生、栄養、消費者教育や安全性の側面は、健康教育に対して影響がある。
- **科学**：健康教育の重要な貢献は、人間の成長と発達の研究、研究技術の開発、そして環境問題の認識によってつくられるだろう。
- **社会科**：環境衛生問題、財政、法律、そして政治が与える健康への影響。

3.5(2) 明示された時間を有するカリキュラムのはっきりした要素として

多くの国は、伝統的な科目が支配する中学校において、特にこのアプローチに反対している。しかしながら、生徒に話し合うことができる特別な時間を用意している例もある。スコットランドでは、保健に関する40時間の短いコースが、1986年より、14歳から16歳の生徒のために活用されている。

3.5(3) 彼らに起こるような機会を捉えての健康教育

自然に生じるかもしれない状況を通じて、諸問題についての教育をする良い機会が、しばしば存在している。すべての教師は、特に現在のメディア報道から受け取る健康問題を議論する機会に、可能な限り敏感になるべきである。この機会を捉える教育は、事故や病気に関する事例からだけでなく、例えばWHOの「健康都市プロジェクト（Healthy Cities project）」や、「2000年までに全ての人に健康を（Health for All by the year 2000）」といったような、メディア報道によって関心が高められた「ポジティブなヘルスプロモーションの事例」も基にして、進められるべきである。

健康問題を学習する機会は、よりインフォーマルな環境で生じることがよくあるだろう。フランスでは、「グリーンクラス」というものがあり、子どもたちが、2～3週間、インフォーマルな田舎で教師と一緒に過ごすのだが、そ

れは生徒に関連のある健康問題を議論するための優れた機会を提供している。
　しかしながら、健康教育が学校のカリキュラムの中に計画的に位置づけされている時にのみ、すべての生徒が健康教育の十分な経験をもつための機会を有しているのである。これは、教育庁の政策担当者と各学校の両方における積極的なマネジメントが必要だということである。各国に適切なカリキュラムの多くのモデルが存在しているが、これらのすべてが、健康教育が、カリキュラムの中で調整・統合された上で提供されることを実現する、注意深い計画を必要としている。

3.6　隠れたカリキュラム：学校の風土

　第1節では、生徒の社会的、対人的、そして情緒的な発達への関心を含む、健康教育の広い定義付けがされた。しかしながら、この開発はフォーマルなカリキュラムを通じてではなく、《学校の雰囲気や、規律規範、一般的な行動基準、スタッフが生徒に対して取る態度、業態によって暗黙の内に主張される価値観といったものから確立される、全体の風土》と定義される、「隠れたカリキュラム」を通じて、主に促進される。これは、広義の健康教育のためには、学習のプロセスと経験が、その内容と同じように重要であることを意味している。生徒とスタッフ、そしてスタッフ同士の相互作用が、強力な教育効果なのである。規範、態度、行動様式は、生徒の社会的な発達に関して意味深い効果を有している。このようなケースが存在することを、学校は認識すべきである。教師は時々、自分たちの態度、規範、そして期待の持つ力を過小評価することがある。生徒は、礼儀、配慮、忍耐力、交渉、そして環境から受け取っている一般的なケアに気づいている。生徒は、大人の行動、例えば、運動場とスタッフ・ルームでの喫煙に対する矛盾した態度に気づいている。生徒に対する教師の行動によって伝えられる微かなメッセージが、生徒たちの学習に深い影響を及ぼしているのである。
　社会的かつ効果的な開発の分野において、学校の重要な課題の一つは、生徒の自尊心を発達させることである。生徒は、もし、自分自身に価値がある

ことを感じ取っているのなら、起こりえる危険な行動を修正して、健康についてポジティブな考え方をするであろう。それゆえ、学校がすべての生徒に関心を示し、彼らに多くのものを提供し、そして彼らに期待していることを明確にする、あらゆる機会をとらえることが、大変重要なことなのである。また、フォーマル・インフォーマル両方のカリキュラムを通じ、責任を負う機会を提供することによって、すべての段階の生徒が自分自身や他者に対する責任を育めるように奨励しなければならない。それゆえ、すべてのクラスの教師は、生徒たちが彼ら自身や他者への責任感を育み、他者との交流の中で社会性スキルを鍛え、彼ら自身の活動と決定のための責任を持ち、「できる限りのことができる」ように、生徒を勇気づけるべきである。生徒は、彼ら自身の学習、教室組織内でのある側面、生徒同士の学習への影響、そしてクラスや学校内の地域グループの大人の歓迎・交流において、責任を持つことができる。

　これは、課題の困難性を過小評価しているのではない。学校が与えることのできるすべてのものに触れていたとしても、幾人かの生徒は、不幸にも意図せず、誤った情報に基づく選択（イル・インフォームド・チョイス）をし続けるだろう。その他にも、彼らからしてみた時、古い世代の価値観や態度を促進するように見えるプロセスに抵抗する者もいるだろう。ピア・グループに影響されない人生に若者を導こうとする健康教育プロセスは、最初から非現実的で絶望的なものとなる。特に、説教的な方法や権威主義的な体制と同一視されてしまうようなプロセスは殊更である。子どもたちは、ピアの要求に応えることを望んでいる。それゆえ、彼らに影響を与えようとするどのような試みも、生徒がどのような行動に価値を見出すか決定する時、ピア・グループのプレッシャーが大きな影響を持っていることを認識しなければならない。仮に進歩を遂げるつもりなのであれば、そのような行動を単に危険で悪いものとして拒絶するのではなく、何故そのような行動が若い人々にとって魅力的に見えるのかを理解した上で、誠実に考慮しなければならない。若い人々が健康を害する習慣や行動を取る理由は、多様で複雑である。これ

らの理由の1つは、日常を超えた経験を求めたり、リスクを冒して個人的快感を得るようなニーズがあるからである。学校が試みることができる挑戦は、生徒のための刺激的な選択の機会を、音楽で、美術で、彫刻で、スポーツで、演劇で、在宅で、遠足で、野外旅行で、そして通常の野外教育で、提供することである。そのような活動には、「活動の中で育まれた生徒と教師、または生徒と生徒の間での人間関係のパターンや相互尊重が、人間関係を探るために設計された教室での演習よりも効果的な教育を提供できる」という、追加の利点がある。

3.6（1） スタッフのコンディション

　学校での上級管理職は、可能な限り、スタッフがよいパフォーマンスを発揮できるように身体的・精神的なコンディションを整える責任がある。スタッフの身体的・精神的健康は、重要である。心配やストレスを生み出す諸問題は、優秀なマネジメントによって、軽減することが可能となる。教師は、そのような問題に対処する時に、孤立感を抱くべきではない。学校内の全レベルの管理職によって開発された、学校全体で構造化された支援システムが利用可能な状態で、かつ職員に周知されていなければならない。

　これは、システムを見直し、コミュニケーションをオープンに保ち、フラストレーションに対応し、ストレスフルな状況が発生した時に実用的なサポートを利用できるようにする、意欲に基づくものである。現在、産業界では、職場での健康を促進するさまざまなプログラムがあり、学校における事例での手本となり得るだろう。

3.6（2） 学校の物理的な環境

　学校の物理的な環境は、隠れたカリキュラムの重要な要素であり、子どもたちの健康教育の学びに重要な影響がある。例えば、不備のある学校のトイレは、生徒が授業で教えられている個人衛生の妨げとなる。シャワーや更衣室の設備の不足も同様である。ゴミ箱の数の不足のようなシンプルな事柄で

さえ、環境衛生問題を強調する授業と矛盾してしまうのだ。

　建物の年数や修繕の状態のような要因は、校長や教育スタッフの直接のコントロール下にはない。だが、学校を快適な場所にするために考慮できる戦略がある。それは単に美学の問題ではなく、むき出しの環境的要因、つまり独創性に欠ける教室の壁や、均一な人工照明に継続的に照らされることなどが、私たちの刺激に対する感覚を奪い、結果として仕事レベルや我々の身体の健康機能に影響を及ぼす、という証拠が相当数あるからだ。

　学校が積極的に環境を改善している興味深い事例は、西ドイツ（the Federal Republic of Germany）から生み出されている。そこでは生徒、先生、そして保護者が、学校の周りの環境の改善の計画と実践に参加している。これは、潮溜まりや砂場を建設したり、「家庭菜園（kitchen garden）」を設計したりといった事例も含んでいる。これらのプロジェクトは、実際的な価値だけでなく、子どもたち、保護者、そして教師の間の人間関係の発達にも焦点を置いているのである。

3.6（3）　学校保健と支援サービス

　いくつかの国では、学校における健康教育のための刺激・推進力が、ヘルスサービスから直接に生じている。興味深い取り組みとしては、フランス、スペイン、ポルトガル、ベルギーなどのいくつかの国で、学校健康教育を、学校保険サービスにより密接にリンクさせようとする試みが実施されていることが挙げられる。例えば、ベルギーでは、子どもたちの健康診断の準備のための、一連の授業が開発されている。不安の軽減のため、待合室においてのゲームの利用や、生徒が自分の結果を記録するためのレコード・カードが利用可能となっている。安心させ、支援し、学校保健チームの役割を明らかにするといったような、クラスでのフォローアップ授業もある。

　一般的に、教師は健康教育を教えるために専門的な責任を有しているべきだと言われているのは正しい。だが、学校保健サービスは、その取り組みの計画と実行のための、きわめて重要な資源を提供するものだ。教師と学校保健の専

門家とのより密接な協働と連携の開発が、多くの国で必要とされている。

　心理学的なサービスもまた、学校での健康の促進のために有効な役割を持っている。彼らの伝統的な役割に加えて、教師の訓練のためのコース、保護者のためのワーシクョップの運営、学習困難に対するアプローチのための講習や、障がいのある子どもに対応する上での実用的なガイドといったような、重要なイニシアティブの開発に貢献している。

3.6 (4)　学校の給食

　いくつかの国では、学校の給食サービスが運営されており、それは学校生活の中での健康の促進に重要な役割を持っている。健康な食事に関連したガイドラインの変化に照らし合わせて、いくつかの国でこのサービスが再検討されている。しかしながら、そのようなプログラムは、隠れたカリキュラム以外の側面やさまざまな科目と結び付けて関心が示されなければ成功しそうにない。オランダの事例では、子どもたちに刺激的な方法で栄養と健康的な食事について気にしてもらうために、ビデオ教材を用いた小学校のための一連の「ミニ・ショップ」が作られた。

　長く続いてきた食事の習慣とパターンは簡単には変えられないため、もし学校給食に変更が加えられる予定があるのなら、保護者と相談しなければならない。これらは長期的な問題であり、生徒が健康的な選択をするよう奨励するために、定期的に科目へ戻るための意欲と調整とが必要であることを、学校は認識しなければならない。

3.6 (5)　学校内のガイドライン

　学校の一般的な雰囲気に関して、学校の規則と並んで、社会的な目的と期待を示す、生徒のためのポジティブなガイドラインが作成されるべきである。もちろん、学校は、「やってはいけないこと」に対処するための、伝統的な規則を、必要とするであろう。いくつかの学校は、学校の規則とは別に、学校風土を積極的に表明することが、学校のコミュニティやスタッフと生徒と

の関係の重要性を強調することに、役立っていると気づいている。

3.7 家族とコミュニティとの関係

人間関係の質は、学校の中だけでなく、学校や保護者、そしてより広いコミュニティとの間でも重要である。健康な学校づくり（Health Promoting School）の確立が成功するかは、家庭、学校、コミュニティの関係の中で、各パートナーのそれぞれが、その役割を果たすかに依存している。個人の発達は、主に社会的状況で行われる。そのため、学校を、学校が置かれている幅広い社会的文脈から切り離すことはできない。学校が、家族や幅広いコミュニティと関係をもつことによって、生徒に明確なメッセージを示すことができるだろう。

3.7 (1) 我々は、何故家庭と学校のよりよい関係を形成すべきなのか？

近年、保護者の役割や家族の性質は変化してきており、幅広い家庭様式が存在している。これには、伝統的な拡大家族や、2人、時には1人だけが保護者の役割を担う小さな核家族も含まれている。しかしながら、家族の性質は変化しているものの、より良い食事、愛情、安全、激励といった、子どもたちの基礎的なニーズは変わっていない。保護者には、子どもたちのケアと教育の責任がある。そして、これらの役割は、学校（formal education）に入った時に突然無くなるものではない。この責任は分かち合われるものである。

子どもの発達と教育の進歩における保護者の影響力と、家庭と学校の間に存在する責任の分かち合いの重要性を強調することは、ほとんど常識となっている。この家庭と学校の責任の分かち合いが、健康教育よりも明確に見られる領域はない。家庭での経験、例えば、食事、喫煙、飲酒、そして性に対する態度は、子どもたちの健康に関連した行動に影響しがちである。しかしながら、家庭が学校での健康教育へのアプローチに同意したり、支援的であったりすることを前提にはできない。それゆえ、学校は、保護者の態度にで

きる限り気を配り、そしてまた、その立場について議論すべきである。

　良い家庭と学校との関係を確立し養成するニーズは明らかであるが、子どもたちの教育と発達のための責任を分かち合うことには、しばしば学校と家庭の両方が慎重になっていることがある。このような慎重さの理由の一つには、多くの保護者自身が学校で不幸な経験をしていたことが挙げられる。他の理由は、「学校は科学的な研究と知識を増大させる基礎的な公共施設である」というイメージがあることである。このイメージは、多くの保護者に、子どもたちの教育における役割を認識させることを難しくしている。それはまた、多くの保護者にとって、子どもたちが就学前から中学校までスクーリングの段階が移行するにつれて、学校で実施していることに対する理解が少なくなり、距離が隔たっていく感覚をもたらす。いくつかの国では、中学校の専門スタッフが、家庭との定期的な接触を維持する重要な役割をもっている。

　上述した理由のため、もし学校が健康教育に関する幅広い全体的（ホリスティック）な視点を受け入れるなら、関係者全員、特に保護者に対して、これらの視点を知らせる責任がある。保護者は、健康行動やライフスタイルに関する態度や価値観、そして信念の採用に関して、自身が子どもに及ぼす強力な影響力を理解すべきである。そうすることで、保護者は、健康教育の領域における、学校との補完的な役割について、十分な理解をすることができる。

3.7（2）　学校と家庭のそれぞれの役割は何か？

　学校の方針が形作られる時点で、保護者の見解が考慮に入れられることは重要である。そうすることによって、保護者は協議が誠実なものであることと、自身の意見が考慮されることを理解するからである。また、提案されている健康教育プログラム全体について彼らに説明すべきであり、性教育や薬物教育といった敏感な諸問題は、そのようなプログラム全体の文脈の中で議論されるのが最善である。このように注意深く説明するもう一つの理由としては、保護者に、「すべて学校に任せておけばいい」という印象（考え）を与えてはならない、というものがある。しかしながら、保護者に対して学校

が期待することは、恩着せがましくなったり、説教臭くなったりすることなく、明確にしなければならない。学校は、多くの保護者が子どもたちの健康問題に取り組むことが困難であることを認識すべきである。また、健康教育に関する連絡役を通じた情報や援助の提供により、学校は、保護者を支援している立場にあるかもしれないことも認識すべきである。

　健康教育は、保護者との良い人間関係を形成する上で、大変実りある領域である。しかしながら、これは特殊なケースであり、ある意味で、その他のカリキュラムとは異なるものだと見なさなければならない。家庭との有意義なつながりを形成するためには、学校全体の気風が極めて重要であり、役割と責任の分担の将来性が、単なるスローガン以上のものとなるような雰囲気をつくるためには、多くの要素が必要とされるだろう。ベルギーのフラマン人コミュニティ（Flemish community）では、子どもたちの栄養教育の中に保護者をより綿密に引き入れようとする、興味深い取り組みが行なわれた。ベルギーのフランス語を話すコミュニティでは、最近、学校に関係する保護者のグループに対して、報奨金を出すことによって、彼らを薬物教育に参加するように仕向けている。

3.7（3）　どのようにすれば、家庭と学校との良い関係を築くことができるのか？

　コミュニティでの学校のイメージは、保護者の学校生活に参加する意欲を決定する重要な要素である。そのイメージは、魅力的で歓迎される場所というものでなければならない。展示の質や、清潔かつ整頓された環境は、校長や職員が保護者に会えることに喜びを感じていると示す歓迎の態度と結びつき、学校の良いイメージを作る助けになる。保護者への通知は歓迎すべきものであり、場合に応じて、保護者のニーズを考慮しなければならない。例えば、学校からの通知に適切な民族語を用いる、などである。学校の外観は、学校のイメージを高めるだけでなく、実際の健康教育の例としても重要である。生徒と保護者は、学校を清潔で魅力的、かつ安全で居心地の良い環境に

保つために、学校と協働することが奨励される。

　また、学校のイメージにとって重要なのは、意識的にせよ無意識的にせよ、学校が保護者に投影する見方である。保護者は例えば、服装や行動、出席などについて、学校の指令（スクール・インストラクション）に従うことだけに責任があると見なされているような印象を、時折受けるかもしれない。また、保護者の重要性は、募金活動や社会科見学、破れた本の修繕の仕事の手伝いなどを通じて、支援の源になることだけであるという印象を与えていることもある。保護者は、しばしば、そのような方法で学校を支援することを喜んでいる。そして、学校側が保護者を単なる「クライアント」や無償の労働資源だとするようなメッセージを発信しない限り、このような支援は保護者と学校の間に価値のあるつながりを提供する。カリキュラムと子どもたちの学習への、実際の参加についてはまだ議論の余地があるが、有意義な双方向カリキュラムの議論が発展するかどうかは、学校が保護者を子どもたちの教育におけるパートナーと見なすかどうかにかかっている。

　教師には、親の介入と見なされるものに対する潜在的な恐怖心が存在する。そしてそれがそのまま保護者に伝わってしまうこともあり、その場合、学校側が保護者を励ますための明白な手段をいくら講じても、教師は保護者の言うことに耳を傾けないという印象を、保護者に与えてしまうだろう。一方、悪い方向に行かない限り、学校に教育を任せておくことに満足している保護者も多い。彼らは、学校は学校自身が行っていることが何であるかを理解していると信じており、その仕事をきちんと進めてくれると思っているのである。それゆえ、教師と保護者の両方が、パートナーシップの形態に移行することに利益があると納得しなければならないこともある。教師は、保護者に果たすべき役割があると信じ、そして保護者は、自分たちが貢献すべきことがあると理解することが重要である。相互信頼を形成するためには、幅広くさまざまな方法が考えられる。各学校は、今後に向けた実現性のある方法を定めるために、各々、自分たちの状況を調べなければならない。ある1つの国や学校で成功した、家庭と学校の良き関係を確立する戦略が、その他の場

所で完全に通用するとは考えにくいが、良い戦略を生み出すために多くの要素を組み合わせることで、同じような要素が多くの学校から見つかることは考えられるだろう。

3.7（4） 学校はどうすれば保護者を学校の中に呼び込むことができるのか？

多くの学校が、就学前の母親とその子どもたちの初期の教育や、子ども図書館・保護者図書館において、保護者との良好な関係を確立することを始めている。保護者とリンクする方法は数多く存在するが、中学校ではあまり行われていない。しかし、中学校でも小学校と同様のやり方が適用できる。

●**保護者図書館**：初期の段階での保護者図書館は、家で子供たちと一緒に読むことのできる図書を保護者に与えている。また一方で、10歳から14歳の子どもを持つ保護者にとっては、保護者図書館は子どもの発達についての情報を保護者に与えると同時に、喫煙、ダイエット、鬱、そして性教育のような保護者が心配する問題の書物を備えている。それに加えて、薬物依存、エイズ、虐待やいじめといったような、報道で見かけることがある問題についての最新情報を提供できる。

●**保護者のためのコース**：一部の加盟国、例えばUKでは、オープン・ユニバーシティが、「健康選択」、「就学前の子ども」、「子ども期5－10歳」そして「保護者と10代の子ども」といったような短期のコミュニティ教育コースを用意している。これらのコースは、子どもたちに関連して生じる認識や見解、そして問題を、保護者が分かち合うためのディスカッションの機会を提供している。健康選択は、保護者に健康な生活に対する彼ら自身の態度を再評価させ、学校がプログラムを通じて何を達成しようとしているのかの理解を促し、それを支援できるようにするという点で、特に適切なコースである。保護者には、個人で、あるいは自助グループや、学校スタッフおよび健康の専門家が指導するグループで、コ

ースを受講するように奨励することができる。教育庁は、学校を通して、そのようなコースを大いに宣伝することができる。

●**保護者ルーム**：スペースがあれば、いろいろな目的で学校にいる保護者がリラックスしたり、コーヒーや紅茶を作ったり、保護者同士あるいは学校のスタッフと気楽な話し合いをしたりできる部屋を設置することができる。よりフォーマルには、保護者ルームは、学校のスタッフや学校保健サービスの医師、看護師が、保護者と問題についてディスカッションする会場にすることができる。保護者ルームの設備は、他の取り組みを成功させる重要な要素であると多くの学校が見なしている。

●**家庭訪問**：いくつかの国では、教育庁と社会福祉局が家庭訪問の計画を立てている。これらの取り組みには、保育園や小学校が家庭との関係を築き、家庭訪問員が保護者や子どもに直接的に働きかけ、保護者が教育者として重要な役割を持っていることを示す意図がある。また、これらを通じて、学校とのより長く続く重要なリンクを確立することもできるのである。

●**子育て（養育）コース**：一般的に、「子育てと思春期」といったようなタイトルの短期コースを企画するために、学校職員が地域の社会福祉部門と協力することがしばしばある。生徒の保護者を対象として、親と思春期の子どもの役割の変化や、その年齢の子どもに対処するために必要な技術や対応法を扱っているのである。コースでは通例、「子どもがすること」（思春期の行動）、「10代との生活」（仲良くやっていく方法）、「一緒に過ごす」（人間関係と個人的なアイデンティティ）、そして「彼ら自身で」（自立の準備）といったトピックをカバーしている。

フランスのレンヌ（Rennes）では、保護者の学校へのアクセスを増やすことで学校環境を強化すること、そして、人々の利益のために学校をコミュニティの一部とすることを目的として、WHO健康都市プロジェクトとのリンクが形成されている。

3.7（5） 保護者は学校を如何に支援するか？

多くの学校では、保護者との主要なリンクとは、学校が達成しようとしている目的に対して、保護者が提供する支援のことである。この支援は、学校と保護者によって、徐々に形成していくしかないが、子どもたちの発達のための安全かつ安定した基盤を提供するために非常に重要なものである。保護者はまた、以下のようなさまざまな活動で学校を支援している。

特に、学校図書館のための備品や書物を揃えたり、子どもたちが修学旅行に参加したりするための募金活動。授業参観。学校遠足の監督。学校の売店の手伝い。教材の準備と整頓、リスニングテープの作成。学校図書館の組織化、目録制作、維持管理の支援。課外時間でスポーツやゲームをすること。演劇、公演、運動会の支援。授業で話をしたり専門知識を披露することで、彼ら個人の知識や経験、技術をカリキュラムに提供すること。コンサート、デモンストレーション、美術展、スポーツ大会で、聴衆として参加すること

西ドイツ（Federal Republic of Germany）のプロジェクトでは、保護者は、健康な学校朝食の準備に関する活動に参加するようになっている。生徒は、多くは朝食を食べないで、7時30分に学校に登校している。学校の対応としては、朝の時間に健康的な朝食の売店をオープンしており、保護者は、そのための実践的な支援準備に参加している。

加えて、いくつかの加盟国の学校で実施している年1回の健康に関連したイベントは、学校やコミュニティにおける健康の注目度を高めるような協働事業に、生徒や教師とともに保護者も参加させる優秀な事例であることが多い。そのようなリンクの中で、保護者は自分たちが何か提供していること、そして自分たちの貢献が評価されていると感じるだろう。特に、学校側が、保護者がどのような支援を行えるかについて、彼らの意見に耳を傾けるための定期的な接触を図っているのであればなおさらである。教師は、また、こういったイベントによって、保護者の接触が脅威ではないことも知る。学校への定期的な保護者の訪問は、教師にカリキュラムの問題を保護者と格式張らず気楽に話し合う自信を着けさせる上に、最終的に保護者がカリキュラム

の活動に参加することにつながるのだ。

　いくつかの加盟国では、メディアやテレビの広告と連動した、特別な健康教育キャンペーンや学校健康教育の取り組みが存在する。これらは、保護者の高度な関与と協働とを必要とするが、支援と協働を活用する効果的な方法となる可能性がある。スコットランドとベルギーでは、保護者向けの、流行のスタイルの文学作品と結びついたテレビ番組が、子どもたちの歯の健康に関心を持たせることに大成功している。スコットランドの調査では、母親の歯磨きの頻度が、子どもの歯の健康習慣の重要な要因であること、若者の健康教育においては、保護者が極めて大切な役割を果たすことが示されている。

3.7（6）　保護者がカリキュラムをよりよく理解するには如何にすべきか？

　多くの保護者にとっては、学校のカリキュラムはどこか謎めいていて、彼ら自身の学校生活の思い出とは大きく異なっている。少なくとも小学校の初期の段階のカリキュラムは、保護者にとってかなり明白であるように見える。しかし、学校が保護者と積極的に話し合う段階を踏まない限り、より複雑な、根底にある目的については明白ではないことがしばしばある。保護者が、子どもたちが必要としている支援を提供する中で、積極的にその役割を果たすことができるようにしたいのならば、カリキュラムを保護者に説明することの重要性は、スクーリングのすべての段階に関連するのである。これは簡単なことではなく、学校で起きていることについて、多くの無理解と根拠の薄い俗説が存在している。カリキュラム活動への巻き込みは、保護者と子供たちに、教育は、学校で教師だけが行うものではないことを示すことができる。学校は、これを実行するためのあらゆる方法を試みている。

　カリキュラム・ワークショップは、健康問題に対する新しいアプローチや、コンピューター導入などといった、新しいカリキュラムの取り組みを保護者に理解してもらうために、学校によって設置されることがしばしばある。保

護者は、これらのワークショップに参加し、学校が開発している活動を「実地で」経験することが推奨されている。このような方法で、保護者は喜び（enjoyment）や楽しさ（fun）の一部を経験することができ、同時に特定の活動の背後にある目的を理解することができる。学校は、時にこのようなイベントに対する反応に失望することがあるが、イベントの企画や規模に深く注意を払うことで、イベントを一層成功させることができるだろう。それらは、脅威を与えるものではないことが不可欠であり、それらのプレゼンテーションには、注意深い思慮が必要である。ベルギー、イタリア、そしてアイルランドでは、複雑な教育問題への理解を深めるための、保護者へ向けた特別なワークショップを含むトレーニング・プログラムが拡充された。カリキュラム・ワークショップの一環として、後の段階において家庭で子どもたちと一緒に使うことのできるような、健康選択ゲームの簡単な準備に保護者を参加させる場合もある。

　学校放送は、多くの保護者が関心を抱くものである。そのシリーズの一部を見て議論するような機会は人気があり、役に立つかもしれない。学校が性教育のプログラムの一環として放送を使う計画であれば、特に当てはまる。多くの諸問題を状況に応じて議論することができ、また、保護者を安心させ、生徒が放送を見た結果として発展する可能性がある仕事（研究）への支援を得るために、多くのことができる。

　訪問と調査 ── 保護者はしばしば、「臨時・特別要員（extra adults）」として学校訪問の手伝いに関与するが、子どもたちを監視する以外の活動に関わることは、まれである場合がある。そこで、学校訪問の企画やその背後にある意図に保護者ボランティアを巻き込むことができれば、子どもたちの教育経験において、彼らに実り多い役割を果たしてもらうことができるだろう。例えば、成果物の展示などを通じて、訪問の結果に関わらせることは、保護者のポジティブな役割を強化することができる。

　カリキュラム活動の支援 ──先にリストアップした多くの活動を通じて保護

者との関係を作り上げてきた学校は、学校のカリキュラム活動に保護者を関与させることが可能であると気づく。いくつかの学校は、保護者ボランティアが、特定のクラスで決まった時間に対応できるように、役割分担表（rota system）の組織化を始めている。これらのケースでは、教師は、役割分担している仕事に同意し、保護者は計画されたことを知っているのである。この種の関与には、教師側と親側の両方に時間と信頼、そして、注意深い計画と時間をかけた思慮深い準備が必要であることが明らかである。

このセクションや前述のセクションで言及した保護者の関与についての例の多くは、健康教育と特に関連してはいない。しかし、健康教育におけるどのような取り組みも、家庭と学校のリンクという幅広い文脈の中に設定されるのならば、成功の可能性を遥かに高めるものであることを覚えておくことが重要である。

3.7（7） 家庭と学校の関係を如何に改善するか？

ニューズレター：多くの保護者にとって、学校に関する唯一の情報は、学校による書面での連絡の手配を通じて受け取るものだ。学校ハンドブックを出版するかもしれないし、特別な出来事についてニューズレターをたびたび家に送るかもしれない。これらのすべては、保護者に学校で起きることの最新情報について把握させる助けになる。しかし、学校はより一層、自分たちが使用しているコミュニケーションの種類やスタイル、プレゼンテーションについて見直すべきである。

ビデオの使用：多くの学校は、彼ら自身の資金で調達することで、あるいは、教育庁から借りることで、ビデオカメラを利用している。これらのケースでは、ビデオカメラは、学校の行事を記録したり、生徒がクラスの活動について特定のプログラムを作ったりするために使用することができる。これらのビデオの記録は、ビデオ記録を利用できる保護者に貸し出され、家庭でより直接的に学校生活の状況を見ることができるようにする。

保護者会：保護者会は、学校が保護者と直接の接触（対面のコンタクト）を計画するための主要な方法である。もちろん、保護者が教師と子どもたちの特別の問題について議論するための機会をもつことは絶対に必要である。しかし、保護者と教師のための公式の会議（PTA）の結果には、しばしば、失望させられる。そのために利用できる時間が数分しかないこともあり、必然的に議論が表面的になる傾向があるためだ。この理由から、学校は、保護者が子どもの教育について議論する唯一の機会として公式のPTAを頼りにせず、先述したように、家庭とのさまざまなコンタクトを取るように努力することが重要である。

3.7（8） 学校と幅広いコミュニティとのリンク

例えば、多くの国は、WHOの国際禁煙デー（International No Smoking Day）の促進に関与しているが、学校を基礎とした協働や調整は、一般的に制限されているのである。学校とコミュニティの間を調整するための試みが、ギリシャなどいくつかの国で行われているが、これらはヨーロッパで、関係者の間の連絡と計画をより良くすることによって、大いに改善されるだろう。なお、いくつかの国では、これらの機会をうまく活かしている。フランスの事例では、コミュニティと学校に関連した活動、特に薬物教育プログラムとの相互関係が育まれている。レンヌ（Rennes）、ボルドー（Bordeaux）、リヨン（Lyon）で発展中の活動は、そのような活動の良いモデルを提供している。

健康都市の運営モデルの文脈における、WHOの影響力のある活動は、学校とコミュニティのリンクも含まれなければならない。健康な学校づくりのモデルは、健康促進コミュニティ計画の中でも、ベストな活動の一つである。

各々のコミュニティは、**表4**に概要を示すような形で、学校のプログラムとコミュニティのプログラムとの間に密接なつながりをつくり、学校が独自の健康促進基準を決定することを支援すべきである。喫煙、栄養、薬物、エイズなどに関係しているコミュニティ・ヘルスの主要な取り組みは、学校の

表4

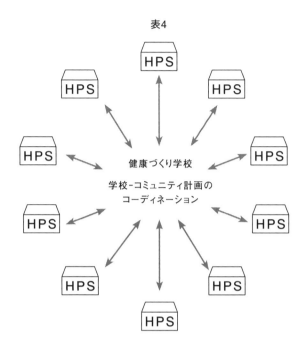

プログラムと一層注意深く調整する必要がある。このような方法で、生徒は、学校で学んだことに対して、コミュニティでサポートしてもらうという経験ができる。

3.7（9） 学校はその立場をどのように再検討するか？

次ページの**表5**は、健康教育に対する以前のアプローチと、「健康な学校づくり」の概念との違いを強調し、この報告書の主要な側面を要約したものである。これを見れば、伝統的な健康教育のいくつかの側面は不可欠なものであり、決してネガティブな見方だけをすべきでないことがわかる。例えば、個人に良い衛生習慣を啓発することや学校保健サービスの検診プログラムは、明らかに必須である。しかしながら、これらの伝統的な要素は、「健康な学校づくり」の、より幅広いモデルの中で理解されるべきである。**表5**は、

表6で提供されているような、「健康な学校づくりのチェックリスト」を検討する前に、学校コーディネーターが学校内の現在の実践を見直すために使用すべきである。

表5 伝統的な学校健康教育から健康な学校づくりへの進展

伝統的な健康教育	健康な学校づくり
1．限定されたクラスルームだけで健康教育を考慮する	1．学校生活の全ての側面とコミュニティとの人間関係を含む幅広い視点を得ること、ケアリング・コミュニティのような学校を開発すること
2．健康の幅広い側面を排除するために個人衛生や身体的な健康を強調する	2．身体的、精神的、社会的、そして環境の側面の相互作用を含む健康のモデルに基づいていること
3．健康指導や実際の習得に集中する	3．幅広い方法での生徒の活発な参加と、生徒のスキルを開発することに焦点を置いている
4．生徒への他の影響を考慮にいれる首尾一貫した、コーディネートの欠如	4．生徒の健康に幅広い影響を認識することと、生徒のすでに存在している信念、価値、そして態度を考慮することを試みる
5．受容した問題のシリーズへの反応傾向、あるいはone-offに関する危機	5．多くの強調するスキルとプロセスが、全ての健康問題に共通していることを認識することと、これらをカリキュラムの一部に事前に計画するべきである
6．健康行動に関連した心理的な要因の説明の限界を取り上げる	6．ポジティブなセルフ・イメージの開発と個人が良い健康を促進することを中心にして、彼らの生活をコントロールすることを増大させること
7．学校と限定された範囲であるがその環境の重要性を認識する	7．美術的に学校の物理的環境の重要性と、生徒やスタッフへの直接の心理的効果を認識すること
8．学校でのスタッフの健康とwell-beingを積極的に考慮しない	8．スタッフのwell-beingに関連した学校でのヘルスプロモーションを調べることと、スタッフの実際の役割を認識すること
9．健康教育プログラムの開発に積極的に保護者を巻き込まない	9．健康な学校づくり（Health Promoting School）の中心として保護者の支援と協同を考慮すること
10．健康のスクリーニングと病気の予防の見地から単に学校保険サービスの役割をみる	10．スクーリングと病気予防を含む幅広い学校保険サービスを取り上げること、それと同時に、健康教育のなかのサービスと統合させること、そして生徒がヘルスサービスのよりよい消費者となるように支援すること

表6 健康な学校づくりのチェックリスト

このチェックリストは、スクールマネジメントが、詳細なカリキュラム計画を有用に行なうことができるように考慮すべき重要な質問を備えている。

あなたの学校で試みるべきことは、次のような範囲である。

1. デモンストレーションによるすべての生徒のセルフエスティームを促進することによって、学校生活に貢献することができる。
2. 学校の日常生活でのスタッフと生徒そして生徒と生徒のよい関係をつくることができる。
3. スタッフと生徒の社会的な目的を明確にすることができる。
4. 幅広い活動を通してすべての生徒の刺激的な挑戦を準備することができる。
5. 学校の物理的な環境をより良くすることによってあらゆる機会に着手することができる。
6. 学校/家/コミュニティの良い結びつきを開発することができる。
7. 健康教育カリキュラムを計画することによって、小学校と中学校のより良い結びつきを開発することができる。
8. スタッフの健康で幸せな活動を促進することができる。
9. 健康問題でのスタッフの模範的な役割を考えることができる。
10. 健康教育のカリキュラムのために、もし可能なら学校給食の準備のための補足的な役割を考慮することができる。
11. 健康教育のためのアドバイスと支援のためにコミュニティにおける特別なサービスの可能性に役立てることができる。
12. カリキュラムの活動的な支援に向かってルーティンのスクリーニングを超えて学校のヘルスサービス教育の可能性を開発することができる。

第4節

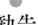

勧告

　報告書の最終節は、WHO（ヨーロッパ地域事務局）と全ての加盟国に対して、この報告書のアイデアとガイドラインのさらなる推進を検討するように勧告をする。本報告書は、健康教育の成り立ち方が、各国の学校において実に多様であることを認識している。しかしながら、もし学齢期の若者の健康を効果的に促進したいのであれば、満たさなければならないニーズや、解決しなければならない根本的な諸問題において、大まかな類似点があること

に我々は気づいている。

　WHO（ヨーロッパ地域事務局）には、次のような提案を検討するように要請する：

4.1　すべての加盟国において、健康教育とヘルスプロモーションに関する教員研修の質を改善するために、すべての関係機関と共に共同プログラムを開発すること。この報告書の中で強調されたタイプの問題についての、教師の感度を上げるための研修コースに、各加盟国の幾人かの主要な職員を参加させるべきである。

4.2　全加盟国でワークショップやセミナーを開催し、各国の学校健康教育とヘルスプロモーションの質に影響を与える人物と一緒に、知識や良い実践の例を分かち合うこと。

4.3　加盟国の間で、学校健康教育カリキュラムと資源の、共有や交換を促進するためのメカニズムを開発すること。

4.4　学齢期の子どもたちの健康行動についてのWHOの国際研究のような、関連する国際的な調査プログラムの結果を、学校で健康教育および促進を行う実践者に普及させ、加盟国でのカリキュラム計画に組み込まれるようにすること。学校健康教育プログラムの評価に関しては、追加の研究が検討されるべきである。

すべての加盟国には、次のようなことを要請する：

4.5　この報告書で論じられた重要な諸問題の特徴を踏まえ、健康教育を学校カリキュラムに不可欠なものとして、その位置を確かなものにすること。

4.6　健康教育の中の学校カリキュラムが、若い人々のニーズに対処している、計画された一貫性のあるプログラムを備えていること。カリキュラムは、薬物依存やエイズのような主要な諸問題を考慮すべきである。しかし、

　　　 これらの諸問題は、計画された健康教育プログラムの不可欠な要素であるべきである。
4.7　健康な学校づくり（health promoting school）の概念を考慮すること、そして、各学校のすべての生活が若い人々の健康を促進することができる方法を検討すること。これは、保護者、幅広いコミュニティ、そして保健サービスを含む他のセクターが、健康な学校づくりのために協力するプロセスを含む。
4.8　健康な学校づくりの開発の役割を果たすための専門的な研究と教員研修（inservice education）を通して、すべての教師の準備について見直すこと。加えて、健康教育に関連した特別の役割を持っているそれらの教師は、注意深い人選が必要であり、彼らには、この報告書の内で検討された諸問題に照らして見直すべき、特殊な研修のニーズがあるだろう。
4.9　ＷＨＯへの提案で示されたように、国際的なプログラムを通じて、他の加盟国の関心を引くことができるような、学校健康教育の良い実践の事例を特定すること。
4.10　この報告書で明らかにされた、優先順位の高い諸問題に関連したカリキュラム開発や研究プロジェクトを設置すること。

付録

INTERNATIONAL COLLABORATION IN SCHOOL HEALTH EDUCATION IN EUROPE

The main events since 1980

There have been increasing attempts, particularly since the early 1908's, to co-ordinate the efforts of the four interested international organisations
- The World Health Organization(W.H.O)(European Offi ce, Copenhagen)
- The European Economic Community(E.E.C.)(Brussels-Luxembourg)
- The Council of Europe(C.E.)
- The International Union for Health Education (I.U.H.E)

1980 WHO Constraints in the Education for Health of School Children (Gent)
1981 IUHE Preparing for Healthy Lifestyles in Society (Halle)
1982 IUHE Educating Young People to Avoid Smoking and Alcohol Abu se (Vienna)
1983 WHO/German Youth Service Perspectives of Health promotion for Youth in the European Region (Spitzinsee)
1984 WHO/University of Southampton School Health Education in the European Region (Burley)
       CE Drug Education in School Programmes (Gent/Strasbourg)
1984/5 CE Role of teaching staff in education for health (Strasbourg)
1985 Commission of EEC The role of the teacher in Health Education (Luxembourg)
1986 WHO/Scottish Health Education Groupe The Health promoting

School (Peebles)
1986 EEC/WHO/CE Health Education in the Pre-Service Training of Teachers (Luxembourg)
1987 IUHE Health Education and Youth
1988 European Information Center Charles University Teachers and Health Education (Prague)
1988 EEC Promoting the Health of Young People in Europe-Feasibility Study (Southampton)
CE School Health Education in 7 European Countries (Dublin/Gwent/Southampton)
WHO/CE/EEC Training Manual for Teachers (in preparation) (Netherlands/Scotland/France/Spain/Ireland/England)
1989 WHO/Dutch Health Education Centre Aids Education in School (Urecht)

第 2 章

持続可能な健康な学校づくりをめざして

～ WHO ヘルスプロモーションの視点から～

鈴木美奈子・島内憲夫

はじめに

　まず、ヘルスプロモーションという言葉について、少しご紹介します。WHOがヘルスプロモーションに関するオタワ憲章「ヘルスプロモーションとは、人々が自らの健康をコントロールし、改善することができるようにするプロセスである。[1]」を提唱したのは、1986年のことでした。その後、2005年に、この定義を「ヘルスプロモーションとは、人々が自らの健康とその決定要因をコントロールし、改善することができるようにするプロセスである。[2]」と改定しました。

　子どもたちの健康やヘルスプロモーションに関わる私たちは、オタワ憲章で定義の後に謳われた「身体的、精神的、社会的に完全に良好な状態に到達するためには、個人や集団が望みを確認・実現し、ニーズを満たし、環境を改善し、環境に対処する（cope）ことができなければならない。それゆえ、健康は生きる目的ではなく、毎日の生活の資源である。健康は、身体的な能力であると同時に、社会的・個人的資源であることを強調する積極的概念なのである。それゆえ、ヘルスプロモーションは、保健部門だけの責任にとどまらず、健康的なライフスタイルをこえて、well-beingにもかかわるのである。[3]」の言葉を銘記しなければならないと考えます。

　健康な学校づくりは、学校に関係するすべての人々（児童・生徒、教職員、親、地域の人々）が、児童・生徒と教職員の健康をつくっていくために協力して活動を展開すること、とくに地域の人々との関わりが重要です。従来の学校での健康づくりは、閉ざされた学校の中だけで、教職員が子どもの健康のみを考えるという図式の中で展開されてきたように思われます。その展開の中に教職員だけでなく地域の人々が加わることによって、まったく新しい展開が見られるようになるのです。

　すなわちコミュニティの巻き込み（コミュニティ・インボルブメント）の中で公式、非公式のカリキュラムを生かす必要性が生じてきたのです。公式のカリキュラムとは、各教科の教育活動のことですが、非公式＜裏＞のカリキュラム（Hiddencurriculum）とは、教職員、さらには親、地域の人々が気

づかないところで、子どもたちに教育活動をしているということです。すなわち、子どもたちは、先生や親そして地域の人々などの態度や行動を見て自らの態度や行動を決定しているのです。それだけに大人たちは、自らの態度や行動に責任が伴うということを自覚しなければならないのではないでしょうか。[4]

健康な学校づくりの構想
(1) 子どもたちの健康観 (健康の捉え方)

WHOヘルスプロモーションの視点から、健康な学校づくりについて構想する際に必要な事柄について検討してみましょう。

まず、教職員や親そして地域の人々が考える「健康な子どもたち」は、心と体が元気な子ども、遊べる子ども、早寝早起きができる子ども、挨拶ができる子ども、夢のある子どもなどです。

では、子どもたちは健康をどのように考えているのでしょうか。実際の調査からも子どもたちは「体が丈夫で元気なこと」「病気でないこと」などの身体的健康観を中心としていることがわかります。一方で「友だちと仲良くできること」のように、社会的健康観といえるような回答をする子どももいます。

このように子どもたちは子どもたちなりの健康の定義を持っているのです。[5]その点を、私たちはきちんと受け止め、健康教育とそれに伴う活動に反映させていくことが重要です。

(2) 健康な学校づくりを支える5つの活動

オタワ憲章で掲げられている、ヘルスプロモーションの5つの活動「①健康的な公共政策づくり」「② 健康を支援する環境づくり」「③ 地域活動の強化」「④個人技術の開発」「⑤ヘルスサービスの方向転換」の視点から、学校という生活の場のあり方について論じてみましょう。(次ページの図1参照)

①健康な学校づくり「施策」

まず、学校長に健康な学校づくりに関する哲学があるのか否かが鍵です。つぎに、教師が理想の学校を描いて教育活動をしているのか。そして、子どもたちの夢・希望に関心を示し、どんな学校に通いたいのかについて考えを抱いているのか。また学校に児童・生徒の健康をつくるためのきまりや規則を作っているのか。さらにいえば、教育委員会の方針の中に「健康を学校づくりの基本にしているか」などが健康な学校づくりに大きく影響をおよぼすということを認識してください。最終的には、健康な学校づくりは、学校保健活動のみを示すのではなく、学校経営の中心となることが重要です。

　その展開を実現するために中心となるのが、養護教諭や保健主事の存在です。健康づくりの推進の「施策」として中心となる学校保健計画の策定には、子どもの健康課題を把握、分析し、教職員に周知する必要があります。

　前述の通り、健康な学校づくりは子どもたちの心身の状態を保ったり、危

図1　ヘルスプロモーションの概念図

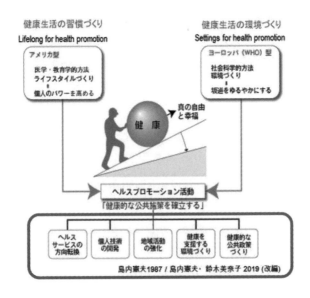

険から守るリスクマネジメントの視点のみでは成り立ちません。「通いたいと思える学校づくり」「子どもと教職員が自分たちらしく生き生きと生活できる環境づくり」をねらいとする展開は、自然と健康的な学校経営へとつながります。そのように捉えると、現在すでに展開されている学校のさまざまな活動の価値に気づくことができるかもしれません。

　とくに養護教諭は、生徒一人ひとりの「生活感覚」や「思い」を共有し、生徒一人ひとりの幅広い健康ニーズを受け止めることが可能な立場です。生徒一人ひとりが自分自身の健康に関心を示し、その健康ニーズを充足していく活動（健康づくり活動）に取り組んでいくことを支援することが大切です。また、保健室は、学校の中では保健センター的な役割を果たしているため、養護教諭は健康な子どもと健康な教職員を創っていく中心的な役割があります。それゆえ、学校内外の関係者と連携協力して、ヘルスプロモーションの視点に立った組織的な保健活動を推進することが期待されています。

②健康な学校づくりを支える「環境づくり」

　学校が地方にあるか都会にあるかによって、取り組みは大きく異なります。そのような意味合いから、私たちは「風土（Socialethos）」を問題としなければなりません。

　学校内の環境には建物、教室、校庭、花壇、木、空気、水、太陽などがあり、さらに学校内の社会的環境には児童・生徒と教師（担任・専門科目）の人間関係、友だちとの人間関係、そして教職員同士の関係、教職員の質などがあります。学校外の環境には通学路の景観、安全性、空気、水、太陽、遊び場などがあり、学校外の社会的環境には親やきょうだいとの関係、隣近所の人との関係などがあります。

　さらに言えば、風土は授業のようなフォーマル・カリキュラムを通して形成されるのではなく、学校の雰囲気によって確立された「しつけ、一般にみられる行動、生徒に対しての教師や養護教諭が示す態度、操作的に、暗黙の内に主張された価値」のような隠れたカリキュラムによって、形成されま

す。これは、さまざまな状況や課題に対応する健康教育のためには、知識やスキルの習得と同じように、その学びのプロセスと経験が重要であることを意味しています。[4)]

　態度、行動様式のスタンダードは、生徒の社会的な発達に関して意味深い効果を有しているといえるでしょう。生徒は、大人の行動、たとえば、学校内では喫煙しない・校庭の石ころやゴミを拾い集めるといった行動・態度に気づいています。生徒に対する教職員の行動によって、伝えられた微かなメッセージが、生徒たちの学習に深い影響を及ぼしているのです。

　こうした一つひとつの風土を意識した環境づくりが、健康な学校づくりにとって必要不可欠です。

③ 学校を中心とした「地域健康づくり活動の強化」

　先ほど、「非公式〈裏〉のカリキュラムで、教職員、さらには親、地域の人々が気づかないところで、子どもたちに教育活動をしている」と述べたように、これからの健康な学校づくりの鍵は、学校、家族、地域の人々とのふれあい、高齢者や障がい者との交流です。従来の閉ざされた学校の中だけで、教師が親と協力し子どもの健康を支える活動から、今後は、その活動の中に地域の人々が加わることによって、まったく新しい健康を支える活動が展開されるようになるのです。

　すなわち、健康な学校づくりには地域の人々の支援や協力を得るためのコミュニティの巻き込み（コミュニティ・インボルブメント）が大切なのです。具体的には、地域の高齢ボランティアの方が、学校を訪れて昼食を一緒に食べたり、昔遊びを通じて語り合ったりするような機会があげられます。これらの活動は、疑似的な祖父母―孫関係を生み出すことを可能とし、高齢者にとっては生きがいづくりにつながります。さらには、読み聞かせのボランティアや登下校の見守り、ゲストティーチャーとしてなど、保護者の参加協力を得ることもその一つといえるでしょう。

④児童・生徒が健康になるための「個人技術の開発」

　生きる力やライフスキルを育むためには、保健科教育に代表される健康教育を通じて子どもたちのヘルスリテラシーを高めていくことが重要です。

　さらに、単なる健康生活習慣づくりではなく、基本的な生活習慣を基礎としつつ、とくに「遊べる力」と「愛する力」が必要です。なぜなら「遊べる力」は将来の仕事につながる力になり、「愛する力」は将来の家族形成につながるからです。フロイトが述べたように「働くこと」と「愛すること」は人間が生きていく上での基本的な能力です。島内が「生涯健康学習の課題」として、成人期の健康学習課題は「労働」、青年期の健康学習課題は「恋愛」であると述べていることは、フロイトの考えと軌を一にしていると考えます。[6]

　実際に教育現場では「遊べる力」「愛する力」と表現せずとも、授業や学事の中で多くのつながりを見ることができます。たとえば、「遊び」は多様な動きの習得や、身体活動により成長を促すとされており、昔遊びから文化の学びや世代交流の実践へとつなげている例は多くみられます。さらに、アクティブラーニングでの学習や、自由工作・研究、プログラミングなどは創造力を育むことにも直結しており、まさに「遊べる力」を育んでいると言えるでしょう。

　一方、命の教育に代表されるような性教育、いじめ防止にもつながる道徳教育は、自分自身を、そして相手を「愛する力」を育む機会にもなります。さらに、子どもの力の養成だけでなく、子どもの鏡としての役割を果たす「保護者」や「教職員」「地域の人」が共に活動することにより、学校を拠点とした生涯学習の場となり、学校に関係するすべての人びとの健康づくり力を育む場になるのです。

⑤学校における「ヘルスサービスの方向転換」

　肥満や拒食・過食、非行や登校拒否、そして心の病など、子どもたちはさまざまな健康問題に直面しています。学校におけるヘルスサービスは、治療・ケアを超えてヘルスプロモーション（どう健康に生きるか）への転換をしな

ければなりません。

　緊急課題として、保健室に駆け込む子どもたちを救うためにカウンセラーや臨床心理士などを配置する動きが活発になってきています。専門家を増やし子どもたちを支援する体制を整えることは大変素晴らしいですが、一方でヘルスプロモーションの視点からすれば、このような動きは学校に病院をつくる発想（学校内に保健医療従事者がいればよい）にもなりえます。

　保健室を強化するのみならず、教室を預かる担任教師の意識変革が重要であることを忘れてはなりません。担任教師こそカウンセリング・マインドを身につける必要があるのではないでしょうか。

　さらに専門家が専門領域のみをフォローするという発想ではなく、学校に関わる全ての教職員が一丸となることが最も重要です。学校保健委員会も医師、歯科医師、薬剤師、PTA、養護教諭を始めとする専門家はもとより、地域の人々を委員会のメンバーとして位置付け、活性化を図るべきでしょう。

白井市教育委員会指定『健康づくり推進校』の事例から

　ここで、白井市の清水口小学校、南山小学校の健康な学校づくりの研究活動に着目してみましょう。この2校はそれぞれ中規模校（全校生徒約500人）であり、最初の取り組みが実施された清水口小学校は、白井市がWHOヘルスプロモーションの概念と戦略を活かした「健康文化都市」を展開し始めた際に「ヘルスプロモーティングスクール」のモデル校として指定されました。以下に、それぞれの活動事例を前述したオタワ憲章の5つの活動に位置付け、展開の事例として検討します。[7)][8)]

（1）健康な学校づくり「施策」

　活動展開には、学校長の学校づくり哲学（学校とは何か？めざすべき学校はどのようなものか）が重要です。教職員は「夢あふれる学校にしたい！子どもたちが元気はつらつとした学校にしたい！」といったような希望・願いについて自問自答すべき機会、場が重要となります。子どもたちは「こ

んな学校に通いたい！」といったような夢が自由に語れるような学校を期待しているのです。

　そこで、清水口小学校は「にこにこ　生き生き　翔ける子」、南山小学校は「生き生き　しなやか　心と体」を学校の教育目標に掲げました。さらに、健康の捉え方を一般的な「身体的・精神的・社会的健康」ではなく、あえて子どもたちも意識の低い「社会的・精神的・身体的」と捉えなおし、メッセージを送るようにしました。具体的には「社会的健康」について、友だちと仲良くできることは健康をつくることになる、といった内容を強調して「人間関係づくり」の重要性を子どもたちに説きました。

（2）健康な学校づくりを支える「環境づくり」

　教職員で構成された環境部会が設置され、校内に「健康通り」、「国際通り」と名付けた場所を設定しました。

　「健康通り」は、学校の2階通路を「健康通り」と名付けたもので、児童が健康について関心がもてるような環境づくりを目指し、①スポーツテスト挑戦コーナー（握力計や背筋力計などを並べ、室内で手軽にスポーツテストに挑戦できる）、②健康づくりコーナー（健康づくりに関わるさまざまな場面や行事の写真を掲示）、③健康・保健コーナー（保健委員会が中心となり、全校対象で行った朝食調べやハンカチ調べの結果など、健康に関して掲示）、④健康竹ふみコーナー（児童のよく使う通路3カ所、上級・中級・初級の3段階を設置し、休み時間や昼休みに上履きを手に持って竹ふみを行う）などを設置しました。

　「国際通り」は、成田空港に隣接することもあってか帰国子女が多い町であるため、ほかの国への理解をねらいとした環境づくりを展開したものです。具体的には、帰国子女の児童や教職員、各家庭に呼びかけ、海外に行ったときのおみやげ（民芸品）や、外国で使っている教科書、世界地図、写真などを展示しました。

　その他にも健康コーナーとして空き教室を活用し、日常的な生活の中で、

健康についての意識付けを図るために、学級内に児童が自分でちょっとしたけがの手当てができるように、救急セット、手当ての仕方の掲示、健康に関する図書を設置しました。その結果、児童は具合が悪いときは自分で熱をはかったり、けがをしたときは自分で消毒したりすることができ、自分自身で健康管理する習慣形成に一役買うことができました。

（3）学校を中心とした「地域健康づくり活動の強化」

学校、家族、地域の人々とのふれあいを意識して、学校の中に地域の人々を巻き込むための取り組みを行いました。

まず、健やか委員会のメンバーに、児童生徒、教師、PTAだけでなく、商工会の会長やボランティア団体の方々、少年野球の監督、児童館の方々などを入れました。

また、「すこやか親子」を意識し、児童館、少年野球の監督や商店街の人々の参加を募って、校庭で開催された健康デイで、「スピードガン」や、「ストラックアウト」などを実施したり、地域のボランティア・グループ（夢ふれあいサークル）が意図的に学校を訪問し、疑似的祖父母－孫関係の経験を子どもたちに与えると共にボランティア・グループの活性化につなげました。マラソン大会では地域の人々も児童と一緒に走り、終了後参加者全員に認定証を手渡しました。さらに運動会の昼食後の休憩時間を利用し、スポーツテスト用具および各種測定機器を使用して自分の体力測定ができる健康づくりコーナーを設置しました。

教師やPTAが展開するのではなく、地域を巻き込んでできないかと考え、地域の敬老会や地域スポーツ少年団の方々に協力を依頼し展開することで、結果的に保護者を巻き込んだ子どもの健康づくりへと発展すると同時に、保護者の健康に対する意識付けを図りました。また、看護師や栄養士の資格を持つ保護者をゲストティーチャーとしてお呼びして、授業をしていただきました。生徒にとっては大変興味深い学びの多い授業であったようです。

具体的な「学校を中心とした地域健康づくり活動」を目の当たりにして、

小学校・中学校の教員からは、「①具体的にゲストティーチャーなど地域の人たちを巻き込んで健康づくりの取り組みをしていくことに興味を持ちました。近頃、子どもたちを取り巻く環境への変化から地域の人たちとの交流などが激減しているのはとても惜しいことと思っています。地域の人たちにも子どもとの交流を持って活発に交流できればと思います。

②自分と地域住民・コミュニティのつながりの大切さをあらためて考えることができました。教員としても子どもたちにコミュニティの一員としての力を育てたいと思いました」といった感想があがりました。

（4）児童・生徒が健康になるための個人技術の開発

健康な学校づくりを推進する際に、とくに重視したことは、健康に関する授業を「保健・体育」のみならず、「各教科」の授業の中で展開したことです。たとえば、国語の授業の中で「人間の体温調節」について学ぶとき、「みんな今は国語の授業だけど、内容が人間の体温調節のことなので、これは健康の授業でもありますよ！」と気づきの場として活用しました。また、理科の授業で地球温暖化、酸性雨、森林伐採、砂漠化など、世界各地で起こっている環境問題を取り上げた際には、「これはみんなの生活環境に関係していて、空気や水、気温などは健康にも影響してきますね」と言って、黒板にニコニコマークのマグネットをはり、児童が健康への意識を持って授業に臨めるようにしました。取り組みを通して、子どもたちは、すべての授業が健康に関係していることを学べるようにしました。

また、児童一人ひとりに、健康への関心を高めることを目的とした「健康ファイル」を作成しました。内容は、（A）身体計測の記録、スポーツテストの結果、毎月の生き生きカード、生き生き賞、（B）学級活動、保健学習で使ったプリント、（C）その他、健康に関するものです。その結果、毎年の記録をファイルし、表にすることで、去年のものと比べることができ、自分の体への気づきや関心を深められました。身体計測の記録を去年と比べて、成長を喜ぶ姿が見られ、またスポーツテストでは「去年の記録よりも

がんばって伸ばそう」と目標を立てて取り組む姿も見られました。

ファイルの内容として記載した「生き生き賞」は、毎月健康に関する目標を立て、継続してできたか自己評価をし、さらに、よくできた児童に「生き生き賞」として賞状を渡す取り組みです。児童は、保護者と話し合って相談して目標を立てカードを作成し、毎日チェックします。それに、月の終わりに保護者からのひとことを付け加えてもらいます。この取り組みでは、保護者のほぼ全員の協力を得ることができ、保護者が「生き生きカード」を見ることにより、目標達成のための協力や、家族の連携が生まれ、それが健康づくりに大きく関わっていることがわかりました。

(5) 学校における「ヘルスサービスの方向転換」

養護教諭が相談ポストを設置し「悩みがあったらなんでも書いてここに入れてね」と働きかけを行いました。多くの学校でも担任はクラスの子どもたちが悩んでいたら「保健室に連れて行こう」、「カウンセラーに相談するよう勧めよう」と促す動きがありますが、その前に各クラスの担任のカウンセリング・マインドを高めることが重要です。子どもたちの悩みや現状を教職員が共有し、各教員と連携することで全体として悩みや課題の早期発見につながると共に、養護教諭や教師が一人で抱え込むだけではなく、連携した課題解決が可能となります。

ヘルスプロモーションの取り組みで重要なのは、専門家のみならず分野間協力の実施です。「学校に通う子どもの健康づくり」という視点のみならず「学校に通う子どもと教職員の健康づくり」である点を理解することで、すべての教職員が一丸となって健康な学校づくりに取り組むことができます。

今回ご紹介したモデル校では、すべての取り組みがこの「ヘルスサービスの方向転換」をすることで、さまざまな具体的アイデアの創出に結び付いたと感じています。

持続可能な健康な学校づくり活動とは
～モデル校のふりかえりからの検討～

　最後に、21世紀の持続可能な健康な学校づくりの理想について述べ、本稿を終わりたいと思います。

　21世紀の学校は、子どもたちが、学校や家庭そして地域において日常生活を営む中で自分に価値を見出し、自分が生きていることや健康であることを実感し、未来に向かって自分らしく力強く生きていくことができるような力を養える学校でなければなりません。健康教育、保健科教育といったカリキュラムの中での学びのみならず、健康的な組織に変革していくという学校経営の視点からの展開が重要です。

　今回紹介した事例は「モデル校指定」による展開でしたが、現在の学校内の取り組みでも一部ではありますが活動が継続し続けています。

　教職員・子どもたち共に実施しやすいもの、実施していくことに価値を感じられるものでなければ、長期的に活動が展開されるような「学校の文化」になっていくことは難しいでしょう。とくに子どもたちはもちろんのこと、学校長をはじめ、教職員が入れ替わる公立学校において持続可能な活動を展開することが大変困難であることは、現場の教職員が常に感じていることでしょう。

　教職員のふり返りからも「モデル校の展開時も継続できないことはやめ、いいアイデアがあると取り入れるように努めたが、継続をしていくというのが難しいことも経験した。」という声がありました。

　そのような中で、「ふり返ってみて、やってよかったなと思うことが多々あった。とくに、児童のことを考えつつ、教師同士のコミュニケーションが高まったことは嬉しい結果であった。」というような感想や、「学校に関係するさまざまな人びとが共に活動を展開することで、いろいろな意味で児童にとっても、教師にとっても学びが多くよかったと思う。」という感想が多くありました。これは "Health for All：すべての人々に健康を" を理念とするヘルスプ

ロモーションの展開として大変重要な視点です。

　また、前述した活動の他に評価が高かったものに、人のいいところを探す"花さき山"プロジェクトがあります。下校時にクラスのホームルームで「今日何か困ったこととか、反省して欲しいことについて、述べて下さい」といった反省会が行われていましたが、「今日あったうれしかったこと、良かったことについて述べて下さい！」と投げかけを変えました。そうすることで「今日○○君が授業中に僕が落とした消しゴムを拾ってくれた。うれしかった。」「今日朝、正門で怖いと思っていた校長先生がニコッと笑ってくれて超うれしかった！」と言った声が聞けるようになりました。人の悪いところを探すのでなく、人の良いところを探すというこの試みは、自尊感情の向上、思いやりの持てる人材の育成につながり、結果的に当時学級崩壊等の問題の多かった中学校を正常・普通に戻したきっかけになったと推察します。

　モデル校での活動は、まさにヘルスプロモーションの視点である「リスクファクター探しのみならずハピネスファクター探しを生かす」転換ができることを証明した事例ともいえます。これは「ヘルスサービスの方向転換」に直結する重要な視点であり、それは私たちの「健康の概念」の拡大からスタートするといっても過言ではありません。子どもたちにとっての学校は"学びの場"であるとともに、"自分の居場所がある空間"であり"夢が育まれる場"であるべきなのです。個人の身体的、精神的な健康が育まれ守られる場であるとともに、子どもたち、そして教職員のWell-beingを高められる環境づくりを展開していくことが、結果的に持続可能な健康な学校づくりを実現する鍵となると考えます。

第 2 章　持続可能な健康な学校づくりをめざして　～WHO ヘルスプロモーションの視点から～

引用・参考文献

1）島内憲夫・鈴木美奈子：ヘルスプロモーション～ WHO：オタワ憲章～、垣内出版、79、2013．
2）島内憲夫・鈴木美奈子：ヘルスプロモーション～ WHO：バンコク憲章～、垣内出版、17、2012．
3）島内憲夫・鈴木美奈子：前掲書 1 ）P.79-80．
4）Mr I Young & Mr T Williams: The Healthy School, Scottish Health Education Groups, Nov.1989.
5）島内憲夫：人々の主観的健康観の類型化に関する研究～ヘルスプロモーションの視点から～、順天堂医学 53（3）、410-420、2007．
6）島内憲夫：第Ⅲ部　健康社会学の実践課題～生涯健康学習の構想～、島内憲夫著：健康社会学～理論体系モデル試論～、P.82-85 、垣内出版、2021．
7）白井市立清水口小学校：平成 10 年度研究紀要、1998．
8）白井市立南山小学校：平成 13 年度研究紀要、2001．

第 2 章は「建学社『心とからだの健康　子どもの生きる力を育む』26 巻 3 号 2022-3 月」より転載しました。

付論

健康な学校づくりにおける連携

島内憲夫・鈴木美奈子

（1）中央教育審議会の答申と文部科学省の動き

　中央教育審議会は、「子どもの心身の健康を守り、安全・安心を確保するために学校全体としての取り組みを進めるための方策について」の答申を平成20年（2008年）1月17日に行った。その内容は、学校教育においても、このヘルスプロモーションの考え方を取り入れ、現行の学習指導要領の総則において、体育・健康に関する指導は学校教育活動全体を通じ適切に行うものとしている。また、体育科・保健体育科における学習についても、ヘルスプロモーションの考え方を取り入れた。

　文部科学省：高等学校学習指導要領 および解説（平成21年・2009年3月，7月）の中で、その目的は、「健康の保持増進のための実践力の育成と体力の向上を図り，明るく豊かで活力ある生活を営む態度を育てる。」こととし、その内容は、「ヘルスプロモーションの考え方を生かし，人々が自らの健康を適切に管理すること（意志決定や行動選択）及び環境を改善していくこと（健康的な社会環境づくり）が重要であることを理解できるようにする。」としている。

　具体的な活動のための冊子として、「保健指導資料作成委員会」から「みんなで進める学校での健康つくり」（委員長　戸田芳雄：平成21年・2009年3月31日）と「養護教諭研修プログラム作成委員会」から「報告書」（委員長　島内憲夫：平成21年・2009年4月30日）が出版された。

付論　健康な学校づくりにおける連携

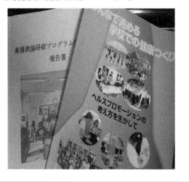

保健指導資料作成委員会

◆委員長：戸田芳雄　東京女子体育大学教授
　（元　国立淡路青少年交流の家　所長）
　みんなで進める学校での健康つくり
　ーヘルスプロモーションの考え方を生かしてー
　（財団法人日本学校保健会平成21年3月31日）

養護教諭研修プログラム作成委員会

◆委員長：島内憲夫　順天堂大学
　養護教諭研修プログラム作成委員会　報告書
　（財団法人日本学校保健会　平成21年4月30日）
　10年経験者研修（P.4～5）・
　作成委員会委員：岩崎信子先生・文部科学省健康教育調査官
　＊采女智津江先生(名古屋学芸大学教授
　　　　　　　　　元文部科学省健康教育調査官)
　②方針（7）WHOヘルスプロモーションの考え方に基づく、健康な学校づくり（ヘルスプロモーティングスクール）について、理解を深めるとともに、学校、家庭及び地域社会が連携した効果的な取り組みができる力を養う。

（2）養護教諭の新しい役割

さて、ここで、養護教諭のヘルスプロモーションの視点を活かした新しい役割について、のべよう。

養護教諭は、生徒一人ひとりの「生活感覚」や「思い」を共有し、生徒一人ひとりの幅広い健康ニーズを受け止めることによって、生徒一人ひとりが自分自身の健康に関心を示し、その健康ニーズを充足していく活動（健康づくり活動）に取り組んでいくことを支援することが大切である。具体的には、①「エンパワメント」を高めること、②学校内外との「連携」をすること、そして③ステークホルダー（利害関係者）との「Win-Winな状況」をつくることである。

また、学校の中で保健センターのような役割を果たしているため、養護教諭は健康な子どもと健康な教職員を創っていく中心的な役割がある。それゆえ、学校内外の関係者と連携協力してヘルスプロモーションの視点に立った組織的な保健活動を推進することが期待されている。これらを実現するためには、養護教諭として既存の業務を遂行することのみならず、ヘルスサービ

スの方向転換を可能とする幅広い視野を持ち、パイプ役として共通点を見つけて協同へと繋げられるような創造力が求められる。

(3) 学校におけるヘルスプロモーション活動における連携協力

最後に、学校におけるヘルスプロモーション活動を推進していくために必要な、連携協力のための"関わり"についてまとめる。

①管理職：

管理職は、実態調査の報告やステークホルダー（校長・教頭）としての重要な役割が存在する。学校経営の中にヘルスプロモーションを取り入れることが重要であり、管理職は自身の理想とする子どもや教職員の健康的な姿、さらには健康的な学校の姿という理想や信念をヘルスプロモーション活動に反映していくことが重要である。

②保健主事：

保健主事は、健康問題解決に向けた優先順位の話し合いを中心的にリードし、学校内では保健主事が、学校外では養護教諭が活動をするというような役割分担が大切である。

③学校医：

学校医・学校歯科医・学校薬剤師は、健康診断や健康に関わる実態調査の報告やヘルスプロモーションの視点からの健康講話等をして頂くことで連携を可能にする。

④学級担任：

学級担任は、児童生徒のヘルスプロモーション活動の中心的な存在であることを自覚することが大切である。健康に関する専門家ではないため、養護教諭や学校保健の専門家に任せておけばいいといった発想では、活動の実現

が不可能である。教職員が一丸となり学校を『健康的な組織』に変革していくという意志のもと、チーム・ティーチングにおける支援をすべきである。

⑤保護者：

　保護者は、ヘルスプロモーションの視点に立った健康な学校づくり活動を学校関係者と協力して、その活動の理解と普及啓発をＰＴＡ活動や学級懇談会、そして保健だより等を活用して推進していくべきである。

⑥地域住民：

　地域住民は、登下校時や学校行事への積極的参加・協力を要請する等、学校でのヘルスプロモーション活動にとって必要不可欠な存在である。まさに、学校のヘルスプロモーション活動に地域住民を巻き込むこと（コミュニティ・インボルブメント）が地域と学校の連携という視点からも重要な鍵となることを再認識すべきである。

第3章

学校保健におけるWHOヘルスプロモーションの位置づけ

長岡知・島内憲夫

第1節

はじめに
多要因化・複雑化した子どもの健康課題

　「よく遊び、よく学べ」とは、発達段階にある子どもへの先達からの子育ての知恵である。

　しかし、今「よく遊ぶ」子どもたちの姿は減少しつつある。急速な社会変化や情報技術革新は、子どもたちの健康、生活、安全にも大きな影響を与えている。

　近年においては虐待、いじめ、不登校、発達障害、メンタルヘルス、さらにアレルギー疾患の増加、新型コロナ感染症（COVID-19）、新たな新興感染症への対応など子どもの心身の健康問題が顕在化している。また、社会的・経済的要因による子どもの健康格差問題など、子どもの健康課題は益々、多要因化、複雑化の様相を示している。

　このような子どもたちを取り巻く現状を踏まえると、今後、学校における学校保健活動や健康教育を基礎に新たな健康づくりの考え方や枠組みの在り方が求められる。

　本章では学校保健におけるWHOヘルスプロモーションの位置づけとその可能性について考察を深めていきたい。

第2節
学校保健における WHO ヘルスプロモーションの位置づけ

(1) 学校保健とは

　文部科学省は学校保健とは、「学校において、児童生徒の健康の保持増進を図ること、集団教育としての学校教育活動に必要な健康や安全への配慮を行うこと、自己や他者の健康の保持増進を図ることができるような能力を育成することなど、学校における保健教育と保健管理のこと」と説明している。

　学校保健の第一義的な目標は、児童、生徒、学生および学校に勤務するすべての教職員の健康と安全を図ることである。

　学校における健康・安全を守るための教育や活動は、従来から学校保健法を根拠法として活動が展開されてきた。その後、子どもの安全を脅かす犯罪が多発するなどの社会状況を踏まえ、2009年に新たに子どもの安全を守る内容を加え、改正された学校保健安全法に基づき活動が展開されている。学校保健の内容は、大きく2つの領域で構成されている。

　一つ目は「保健教育」である。体育、保健体育、生活科などを含む関連教科、総合的な学習の時間、特別活動、そして保健室での日常的な保健指導を含む教育的領域である。

　二つ目は「保健管理」である。児童生徒を対象とした「対人管理」と児童生徒を取り巻く「学校環境の管理」に分けられる。(**図1「学校保健の領域・内容」**参照)

図1　学校保健の領域・内容　　平成29年度学校保健全国連絡協議会（平成30年2月2日）資料から

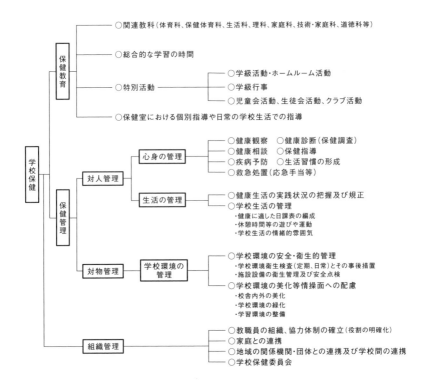

（2）学校保健活動とその担い手

　学校保健活動における中心的な担い手は養護教諭、保健主事、学校三師（学校医、学校歯科医、学校薬剤師）、保健体育教諭となる。しかし、現在、多様化・深刻化している子どもの現代的な健康課題を解決するためには、学校内の組織体制が充実していることが基本になることから、教職員が学校保健に関する共通認識（基本的な知識と理解）を持ち、自校の学校保健計画に基づき、学内関係組織が十分に機能し、すべての教職員で学校保健を推進できるよう組織体制の整備を図り、保健教育と保健管理に取り組むことが必要である。

学校保健計画は、学校において必要とされる保健に関する具体的な実施計画である。学校保健安全法第5条（学校保健計画の策定）により計画の策定、実施が義務付けられている。2008年7月9日付け文部科学省通知では「学校保健に関する留意事項」において「毎年度、学校の児童生徒の状況や学校保健の取組状況等の評価を踏まえ、作成されるべきものであり、① 児童生徒及び職員の健康診断、②環境衛生検査、③児童生徒に対する指導に関する事項、④組織活動を必ず盛り込み、原則として保護者等の関係者に周知を図ることが必要である。」と示している。

日本における学校保健活動は、従来からヘルスプロモーションの考え方と調和し、「個人技術の開発（教育的アプローチ）」と「健康を支援する学校環境づくり（環境支援的アプローチ）」の2つの方向性で展開されてきた。このことは画期的な取り組みであり、児童生徒の健康増進、日本の健康水準向上に貢献した要因の一つと考えられる。

（3）学習指導要領における導入と変遷

現行（2017・2018年）の小学校、中学校、高等学校学習指導要領の総則にはヘルスプロモーションの考え方を取り入れ、「学校における体育・健康に関する指導を、生徒の発達の段階を考慮して、学校の教育活動全体を通じて適切に行うことにより、健康で安全な生活と豊かなスポーツライフの実現を目指した教育の充実に努めること。」と示されている。

2007年3月に中央教育審議会は、文部科学大臣から「子どもの心身の健康を守り、安全・安心を確保するために学校全体としての取り組みを進めるための方策について」諮問を受け、2008年1月に答申を行った。急速な社会状況等の変化に伴い、子どもたちを取り巻く学校保健、食育・学校給食、学校安全に様々な健康課題が生じている現状を踏まえ、子どもの健康・安全を守るための基本的な考え方として新たな健康観を捉え、ヘルスプロモーションの考え方を取り入れ、教育活動を実践していくことの重要性が指摘され、今後の健康・安全に関する教育の方向性を改めて確認した。

(4) 保健科教育におけるWHOヘルスプロモーションの位置づけ

学校保健の意義や活動内容を踏まえ、「保健科教育」におけるWHOヘルスプロモーションの位置づけについて、学習指導要領の変遷から概観する。

1986年にオタワ憲章の宣言から、約10年が経過して保健科教育におけるWHOヘルスプロモーションの胎動が始まった。ヘルスプロモーションの言葉が学習指導要領に初めて登場するのは平成11年（1999）改訂の学習指導要領「保健体育」である。高等学校学習指導要領「保健体育」の「2 内容」における単元「現代社会と健康」の内容に記載された。平成元年（1989）と比較して、その変遷を示した。

平成元年改訂（1989）　　　　　　　　　　　　　　　　　＊下線は筆者が加筆した。

> 2　内容（1）現代社会と健康
> 「我が国の疾病構造や社会の変化に対応して、健康を保持増進するためには<u>個人の適切な生活行動</u>が重要であることを理解させる。」

平成11年改訂（1999）

> 2　内容（1）現代社会と健康
> 「我が国の疾病構造や社会の変化に対応して、健康を保持増進するためには、<u>ヘルスプロモーションの考え方</u>を生かし、人々が適切な<u>生活行動</u>を選択し実践すること及び<u>環境を改善して</u><u>いく努力</u>が重要であることを理解できるようにする。」

平成21改訂（2009）

> 3　内容（1）現代社会と健康
> 「我が国の疾病構造や社会の変化に対応して、健康を保持増進するためには、<u>個人の行動選択やそれを支える社会環境づくりなどが大切であるというヘルスプロモーションの考え方を生かし、人々が自らの健康を適切に管理すること及び環境を改善していくことが重要である</u>ことを理解できるようにする。

平成30年(2018)

> 3　内容(1)　現代社会と健康
> (ア)健康の考え方
> 国民の健康課題や健康の考え方は、国民の健康水準の向上や疾病構造の変化に伴って変わってきていること。また、健康は、様々な要因の影響を受けながら、主体と環境の相互作用の下に成り立っていること。
> 健康の保持増進には、ヘルスプロモーションの考え方を踏まえた個人の適切な意思決定や行動選択及び環境づくりが関わること。

　平成11年改訂から平成21年改訂の変遷を見ると、ヘルスプロモーションの考え方について単なる「努力目標」から、実効性のある「行動目標」としての文末表記に変更されていることがわかる。このことは概念的な理解に止まらず、具体的な行動（技術）をともなう理解としてより踏み込んだ内容として解釈できる。2018年告示の学習指導要領の改訂においては、教育課程編成の基盤を1958年以来の教科内容（コンテンツ）から、資質・能力（コンピテンシー）へと大きく転換した。学んだ知識を活用し「何ができるようになるか」といった汎用性のある学力が求められている。平成21年改訂に加え、ヘルスプロモーションの考え方について学んだ知識を活用できる汎用的な能力の育成が同様に求められている。

　平成30年改訂の高等学校学習指導要領解説における科目「保健」の「性格」には、平成21年改訂と同様に以下の記述がある。小学校、中学校、高等学校と系統性を踏まえた教科「保健」において、高校段階において育成すべき資質・能力が示されている。

> ＊高等学校学習指導要領解説　科目「保健」「性格」（平成30年7月）から抜粋
>
> 〈前略〉
> 「これらの問題に対処するためには、ヘルスプロモーションの考え方を生かし、健康に関する個人の適切な意思決定や行動選択及び健康的な社会環境づくりなどの重要性について理解を深めるとともに、生涯の各段階における健康課題への対応と保健・医療制度や地域の保健・医療機関の適切な活用及び社会生活における健康の保持増進について理解できるようにし、心身の健康の保持増進を図るための思考力、判断力、表現力等や健康を大切にし明るく豊かに生活する態度などの資質や能力を育成することが重要である。」
> 〈後略〉

　小学校、中学校、高等学校における教科「保健体育」の「目標」においては、各校種において「健康の保持増進のための実践力の育成と体力の向上を図り、明るく豊かで活力ある生活を営む態度を育てる。」ことと示している。高等学校の教科「保健体育」の目標についての解説では、「健康の保持増進」について以下のように説明している。

＊下線は筆者が加筆した。

> ＊高等学校学習指導要領解説　科目「保健体育」「目標」（平成30年7月）から抜粋
>
> 〈前略〉
> 「健康の保持増進とは、自他の健康やそれを支える環境づくりの大切さを認識し、健康の保持増進や回復等に主体的に取り組み、健康で豊かな生活を営む態度の育成を重視する観点から、自他の健康やそれを支える環境づくりに関心をもち、自他の健康に関する取組のよさを認める、自他の健康の保持増進や回復やそれを支える環境づくりのために主体的、協働的に活動する等の態度を育成する学びに向かう力、人間性等の資質・能力の基礎を育成することを示したものである。」
> 〈後略〉

　健康の保持増進について下線部の観点からは、ヘルスプロモーションの考え方を生かし、人々が自らの健康を適切に管理すること（意思決定や行動選択）及び環境を改善していくこと（健康的な社会環境づくり）が重要であることを理解できる。

保健科教育においては、教科内容（各単元）を「たて糸」として、「よこ糸」としての「ヘルスプロモーションの考え方」が各教科内容に貫かれ、実践されている。

　新学習指導要領の改訂において、ヘルスプロモーションに対する理解の広がりや深まりが期待できる2点について指摘する。1点目は平成29・30年改訂の新学習指導要領において教科「保健」における教科の特質（見方・考え方）として「保健の見方・考え方」が示されたことである。

　各教科等の『見方・考え方』は、『どのような視点で物事を捉え、どのような考え方で思考していくのか』というその教科等ならではの物事を捉える視点や考え方と解説されている。また、各教科等を学ぶ本質的な意義の中核をなすものであり、教科等の学習と社会をつなぐものであることから、児童生徒が学習や人生において『見方・考え方』を自在に働かせることができるようにすることが求められている。それでは、「保健の見方・考え方」について確認してみる。

＊括弧内、下線は筆者が加筆した。

> 「個人及び社会生活における課題や情報を、健康や安全に関する原則や概念に着目して捉え（＝見方）疾病等のリスクの軽減や生活の質の向上、健康を支える環境づくりと関連付けること（＝考え方）」

　ここに示された「保健の見方・考え方」について、下線部（＝考え方）はまさに「ヘルスプロモーションの考え方」であり、保健科教育の教科の特質、そして中核として位置づけられたと言える。

　以下に高等学校科目「保健」の目標について例示するが、「学び方」として課題解決的な学習過程を重視している点は、ヘルスプロモーション活動におけるプロセス重視の考え方と通ずるものがある。

＊下線は筆者が加筆した。

> ＊高等学校学習指導要領解説　科目「保健」「目標」(平成30年7月)から抜粋
>
> <u>保健の見方・考え方を働かせ</u>,合理的,計画的な解決に向けた学習過程を通して，<u>生涯を通じて人々が自らの健康や環境を適切に管理し,改善していくための資質能力</u>を次のとおり育成する。
>
> (1) 個人及び社会生活における健康・安全について理解を深めるとともに,技能を身に付けるようにする。
> (2) 健康についての自他や社会の課題を発見し,合理的,計画的な解決に向けて思考し判断するとともに,目的や状況に応じて他者に伝える力を養う。
> (3) 生涯を通じて自他の健康の保持増進やそれを支える環境づくりを目指し,明るく豊かで活力ある生活を営む態度を養う。

　2点目は高等学校の科目「保健」の内容において、「健康を支える環境づくり」という新たな内容のまとまり（単元）が設定されたことである。小学校3年生から高校2年生までに保健の見方・考え方を働かせ、系統的な学習単元の学びを通して、ヘルスプロモーションの考え方について理解を深めることが期待できる。(**図2「内容の系統性」**参照)

図2　内容の系統性　　文部科学省:中学校保健教育参考資料「生きる力」を育む中学校保健教育の手引き　7.2020

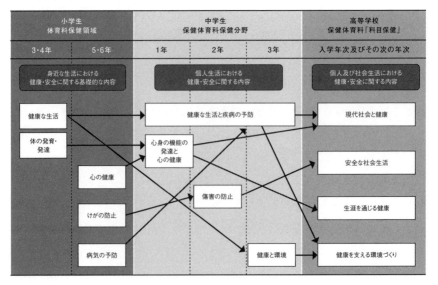

第3節
ヘルスプロモーティング・スクールと今後の展望

（1）ヘルスプロモーティング・スクール構想

　次にWHOの学校保健における取り組みの動向を見ながら、今後の学校保健の展望について考えてみたい。WHOは、1990年に「ヘルスプロモーションの理念に基づいて、児童生徒の主体的な健康づくりを学校が保護者や地域社会との連携のもとで、教育計画の中に組み込み、健康を推進していく活動」と定義し、児童・生徒、教職員、保護者、地域住民などが相互交流しながら連携する総合的健康づくりとしての「ヘルスプロモーティング・スクール」を提案した。その活動は、現在も世界各国で展開されているが、日本における取り組みにおいては散発的と言わざるを得ない状況がある。その低調さの背景には、日本における学校保健活動の取り組みは以前から活発に展開されており、その活動を支える国の政策やガイドラインも多く示されていることが挙げられる。しかし、子どもの健康課題は多要因化・複雑化し、今後もその傾向が増すことが予想される中、従来の学校保健の考え方や枠組みを超えた新たなパラダイムを検討する上で、ヘルスプロモーティング・スクール構想や各国の取組事例は示唆を与えるものと考える。

（2）今後の展望

　「健康的な学校づくり」は「健康的なまち」がそこにあることが前提となる。近年、幾度かの災害に見舞われ、改めて「人のつながり（Social capital）」が大きな健康資源であることを再認識した。しかし、一方でコミュニティの喪失は進み、その再生・活性化は社会課題となっている。子どもの健康づ

りを考えた場合、子どもにとっての生活の場となる学校を核として家庭、地域を巻き込み、世代間をつなぐ横断的、垂直的な連携を醸成してヘルスプロモーション活動を展開することは重要である。その活動過程を通して、子どもの健康生活にとって不可欠なコミュニティの再生・活性化にもつながるものである。子どもの健康を学校や家庭、地域の健康に置き換える視点（setting for health）は新たな発想や活動を生み出す。その地域の子どもの健康は学校保健にとっても地域保健にとっても共通な課題であり、同様のエンパワーメントが必要である。そのためには組織的・計画的な学校保健活動の推進が基本的に重要である。

第4節 おわりに

　本章では学校保健におけるWHOヘルスプロモーションの位置づけとその可能性について論じてきた。
　これからの学校保健活動、健康教育は、学校教育活動全体（チーム学校）の取り組みを基礎とし、子どもの実態や地域の現状を踏まえ、学校を中核（core center）に行政、企業、地域社会、家庭を巻き込み、健康創造の発信基地としての包括的な活動による展開が必要である。その実現においては学校や地域にある既存資源の活用や従来からの学校保健活動に新たな枠組みや付加価値を見出し、小さなイノベーションを起こしていくことである。その活動のプロセスを経験した子どもたちは、予測困難な時代においても、自らの健康をコントロールし、自らの環境を改善できる資質能力を身に付けたヘルスプロモーターとして、健康創造の時代を切り拓くことになるであろう。

第 3 章　学校保健における WHO ヘルスプロモーションの位置づけ

参考文献

1）文部科学省．中学校保健教育参考資料　改訂「生きる力」を育む中学校保健教育の手引，p7, 2020
2）文部科学省：中学校学習指導要領解説（平成 29 年告示）保健体育編，東山書房
3）文部科学省：高等学校学習指導要領解説（平成 30 年告示）保健体育編，東山書房
4）中央教育審議会（答申）:「子どもの心身の健康を守り、安全・安心を確保するために学校全体としての取組を進めるための方策について」平成 20 年 1 月 17 日

第 4 章

学校における
健康教育のあり方

大久保菜穂子・島内憲夫

本章は、学校における健康教育のあり方について、下記の諸点を踏まえて論じる。

　最初に、わが国における学校健康教育の歴史をふりかえり、次いで、学校における健康教育について、学校健康教育のねらい、学校教育における取り組み、学校健康教育とヘルスリテラシーについて述べ、その後、国際比較としてフランスと中国に着目し、両国における学校健康教育について紹介し、最後に「学校における健康教育のねらい」について若干の提言を試みる。

第1節

日本の学校健康教育の歴史

　戦後、学校教育法において、健康、安全で幸福な生活のために必要な習慣を養い、心身の調和的発達を図ることが学校教育の目標の一つとして掲げられ、積極的に健康の保持増進を図っていく方向が示された。そして、教科体育・保健体育や特別活動などにおける保健教育・安全教育や給食指導、学校保健法・学校給食法等に基づく健康等に関する管理面など、学校保健、学校安全及び学校給食のそれぞれの分野で、施策の拡充が図られ、児童生徒の健康の保持増進、体位の向上、さらには国民の食生活の改善等にかなりの成果をあげてきた。

　国立教育政策研究所の学習指導要領データベース（文部省及び文部科学省が作成し、発表または施行したすべての学習指導要領等についての全文データベース）では、昭和22年度（1947年度）から学習指導要領がデータ化されているが、その2年後である昭和24年度（1949年度）には、文部省から出された中等学校保健計画実施要領（試案）の第五章に健康教育が記載されている。[1]具体的内容は以下の通りである。

第4章 学校における健康教育のあり方

文部省:中等学校保健計画実施要領(試案) 昭和24年度

中等学校保健計画実施要領(試案) 昭和24年度　文部省 第五章　健康教育 第一節　健康教育の定義とその必要性 第二節　健康教育の目標 第三節　健康教育の方法 第四節　健康教育の補助手段 第五節　健康教育者の心得 第六節　健康教育の内容	1.健康とその重要性 2.生活体 3.特殊感覚器官とその衛生 4.骨かくとその衛生 5.筋肉とその衛生 6.呼吸・循環・内分秘とその衛生 7.神経系統と精神衛生 8.食物と健康 9.容姿と健康 10.成熟期への到達 11.救急処置と安全 12.健康と社会 13.健康と職業

　こうしたなか、生活水準の向上や、食生活を含んだ生活様式の変化などが一因となり、身長や体重など子どもたちの体格は著しく向上した。そして、疾病等に関しては、感染症が急速に減少したものの、その一方で、体力の伸びが体格の伸びに必ずしも比例していないといった傾向が認められるようになった。また、う歯、近視、更に肥満傾向の増加などが新たに指摘されるようになった。

　加えて、ヘルスプロモーションの創案者の1人であるイローナ・キックブッシュ博士もWHOがヘルスプロモーションという新たな概念を提唱するきっかけとなった社会的背景として、近年の都市化、情報化等を示しているが、これらのことから派生した生活様式や生活環境の著しい変化は、子どもたちの身体的活動の減少や精神的負担の増大、偏食・欠食などの問題の発生にも寄与している可能性が示唆されている。さらに、登校はするもののほとんどを保健室で過ごす保健室登校の問題も指摘されている。一方、保健医療の進歩等により、国民の平均寿命が伸び、高齢化社会が到来しているという現状もある。

　このような状況下から、1986年4月の臨時教育審議会第二次答申において、

社会の変化に対応して生涯にわたり健康な生活を送る基礎を培う観点から、心身の健康を自ら保持増進するために必要な能力・態度を育成する健康教育の重要性が指摘された。

　文部省では、この答申を踏まえ、1989年（平成元年）の学習指導要領の改訂において、体育・保健体育をはじめとする各教科や道徳、特別活動を通じて健康教育の一層の充実を図った。また、1988年7月には、健康教育の中心的分野である学校保健、学校安全及び学校給食の総合的推進を図るため、文部省機構改革の一環として、学校保健課と学校給食課を統合し学校健康教育課を設置することとなった。

　また、健康教育推進のための基本的方策等について検討するため、平成元年3月、保健体育審議会の学校保健及び学校給食両分科審議会の下に「健康教育特別委員会」を設置し、現在、学校教育及び社会教育にわたる健康教育の指導内容の充実や指導体制の強化を図るための施策について審議を行っている。さらに、元年度には初めての「健康教育推進研究指定校」を指定し、第一回目の全国健康教育研究協議会を開催するとともに、財団法人日本学校保健会に「健康教育に関する手引書作成委員会」が設けられた。

第2節

学校における健康教育とは

　前項にて、わが国の学校健康教育の歴史について述べてきたが、そもそも学校における健康教育とは、学校保健・学校安全及び学校給食や食に関する指導を包括したものであり、それらが相互に関連し、管理と表裏一体として進められるものである。

これは、小学校、中学校学習指導要領の総則「体育・健康に関する指導」の項で、体力の向上と合わせてその基本方針が示されている。

文部科学省：小学校・中学校学習指導要領 第1章 総則 平成20、21年改訂

> 学校における体育・健康に関する指導は、児童（生徒）の発達の段階を考慮して、学校の教育活動全体を通じて適切に行うものとする。特に、学校における食育の推進並びに体力の向上に関する指導、安全に関する指導及び心身の健康の保持増進に関する指導については、体育（保健体育）科の時間はもとより、家庭（技術・家庭）科、特別活動などにおいてもそれぞれの特質に応じて適切に行うよう努めることとする。また、それらの指導を通して、家庭や地域社会との連携を図りながら、日常生活において適切な体育・健康に関する活動の実践を促し、生涯を通じて健康・安全で活力ある生活を送るための基礎が培われるよう配慮しなければならない。

第3節 学校健康教育のねらい

　学校健康教育のねらいは、幼児・児童・生徒（以下、子どもという。）が、自分の健康状態に関心を持ち、健康上の課題を自分で考え、解決（改善）できるような資質や能力即ち健康を保持増進するための実践力を身に付けることができるようにすることにある。言い換えると、子ども自らが、学習によって健康の大切さに気付き、環境や生活行動を主体的に改善し、自律的な健康つくりができるようにし、健康な生活を実現していくことにある。

　そして、学校健康教育は、保健主事や養護教諭など一部の者だけでなく、ステークホルダーとなる校長のリーダーシップの下、全教職員が、学校、家庭及び地域の関係機関・団体等と連携・協力し、児童生徒の心身の健康課題や生涯における健康・安全の重要性を十分に認識し、学習指導要領に盛り込まれた健康教育にかかわる趣旨や内容、学校保健安全法等における保健・安

全管理などの体制や環境づくりの各学校での具体化が必要である。[2]

また、各教科や特別活動の授業や総合的な学習の時間などにおいて、地域の方々や養護教諭、栄養教諭・学校栄養職員、学校医、学校歯科医、学校薬剤師等の専門性を有する教職員の積極的な参加・協力を推進し、開かれた学校づくりを進めることが重要である。

そのためにも、保健主事のマネジメント力、養護教諭の地域の関係者や関連機関等とのコーディネーターとしての役割の再認識と各学校での積極的な取り組みにより、学校健康教育を活性化し、一人ひとりの子どもの健康つくりを支援していく必要がある。

第4節

学校教育における取り組み

わが国の学校教育において、WHOが提唱するヘルスプロモーションの視点を取り入れた健康な学校づくり（Health Promoting School）の試みは千葉県S市の小学校で先駆けて行われた。その中で、ヘルスプロモーションの5つの活動のあり方を学校という生活の場に置き換えてとらえていた。特に、5つめの活動である「学校における『ヘルスサービスの方向転換』において、治療・ケアを超えてヘルスプロモーションへの転換をすることの重要性と、学校保健委員会も医師、歯科医師、薬剤師、PTA、養護教諭を始めとする先生方はもとより地域の人びとを委員会のメンバーとして位置付け、活性化を図る必要性を示していた。[3]

学校現場では、児童生徒の健康課題として肥満があげられるが、学校教育として具体的な教育内容は見当たらず、これまでは、地域ごとに任され、概ね身体活動量を増やして肥満度の減少を目指すといった健康教育の実践がな

されてきていた。長年にわたり肥満児の割合が増加の一途をたどり、小児肥満が大きな健康課題となっていたS町においても、効果的な肥満予防教育の展開についてしばしば検討されているといった現状であった。そこで、ヘルスプロモーションモデルであるPRECEDE PROCEED Modelを用いて、肥満児のQOL向上をめざした健康教育のカリキュラム開発が行われた。[4] 身体活動量を増やして肥満度の減少を目指すことを目標とするのではなく、肥満児のQOL向上を目指した健康教育が行われ、一定の効果が得られた。その小学校では健康対策委員会を設置し、校長先生をはじめ、医師、歯科医師、薬剤師、PTA会長、養護教諭、保健師等から構成されたメンバーで、小児肥満に対する取り組みがなされてきたが、ヘルスプロモーティング・スクールの考え方として「学校における『ヘルスサービスの方向転換』」として前述したように、地域の人びとを委員会のメンバーとして巻き込むという新たな着想には至っていなかったため、この新しい概念が導入されることで、子どもたちの健康課題へのアプローチがさらに前進することが期待される。

　一方、健康な学校づくりを展開するS市の小学校では、ヘルスプロモーションの5つの活動のあり方の視点から、①学校の規則として、学校経営のレベルで教育目標として健康が入っていることや、②環境づくりとして、先生方で構成された環境部会が設置され、児童が健康について関心がもてるような環境づくりをめざしていたこと、③地域活動の強化として、児童館、少年野球の監督や商店街の人々に入ってもらい、健康活動を実施していたこと、④個人技術の開発として、保健・体育のみならず、各教科の授業の中で展開を目指していたこと、⑤ヘルスサービスの方向転換として、養護教諭がポストを設置し「悩みがあったらなんでも書いてここに入れてね」といったはたらきかけが行われた。本活動の特筆すべき点として、組織づくりにおいて、組織自体に児童が入ったことや、直接先生方がアプローチしなくても、環境を変えることも重要であると考え、日常の生活の場に、体重計や身長計、スポーツテストの用具を設置することで、自分のからだを知ることができたといった効果があらわれていた。このようなケースは、小学校のみならず中学

校や高校などでも有用であると考える。

第5節
学校健康教育とヘルスリテラシー

　Leger[5]は、学校健康教育においては、学生への健康に関する基本的な知識の伝達（機能的ヘルスリテラシーのレベル）が中心で、学生が属するコミュニティで活動できるスキルを提供してこなかったと述べている。
　また、学生が健康情報の消費者であるのに対し、教師は提供者であり、「生涯の学習者」となるよう若者を動機付けるためには、教師が質の高い健康教育を実践することの必要性をTappeらは指摘している[6]。
　そして、健康教育を行う教師に内在するべき基本的スキルとして、「(1)批判的な思考と問題解決能力を持つ、(2)責任ある生産的な国民である、(3)自発的な学習者である、(4)効果的な意思伝達能力を持つ」といった4つをあげ、それらは教育プログラムを通して獲得することができるとしている[7]。
　日本において、ヘルスリテラシーは学校健康教育の研究者によっていち早く注目されてきた。その中で、渡邉はヘルスリテラシー尺度を大学生に調査し、ヘルスリテラシーの下位概念として「対人コミュニケーション」、「社会と健康との関係」、「計画立案と実行」、「健康の規定要因」、「意志決定」、「リスク認知」、「社会参加」という7つの因子を抽出している[8,9]。
　以上のことから、教育の基本となる学校という場において、ヘルスリテラシーを向上させるような健康教育のあり方は今後の重要な課題と考える。

第6節
フランスにおける学校健康教育

　ここでは、フランスにおける学校健康教育について示す。フランスにおいて、健康教育が学校教育の中にはじめて明確に位置づけられたのは、1989年の教育基本法においてであった。21世紀に入ると、2003年に「健康教育5か年計画」が国民教育省により定められた。当時、肺がん予防のための禁煙対策についてや、自殺および薬物使用といった「学校現場における青少年の健康」についても対策の必要性が唱えられた時期であり、以下の5つの構成からなる計画が示された。

フランス国民教育省：健康教育5か年計画　2003

```
1．児童生徒の健康問題の把握・追跡
2．子どもと青少年の心の悩みに対するより良い理解・把握と配慮
3．就学期間全体を通じた健康教育の一貫性の確保
　（1）学校教育計画への健康教育の統合
　（2）性教育の発展
　（3）薬物等の乱用の防止
　（4）栄養教育と肥満予防
4．市民として連帯的行動を児童生徒の中に発達させる
```

　この時期、フランスにおいて児童生徒の肥満問題が急激に深刻化した。豊かな食生活を築くことができるようになった昨今、「肥満」は世界中の健康課題となっている。
　また、フランス国民教育省は、学校における健康教育の意義について「健

康教育政策は、児童生徒の幸福のための基本的な要因となるものであり、そして、学力保障と公平性確保のための基本的な要因となるものである。このため、各種の革新的な教育改善策を構成する要素となっている。」と示している。

このように、健康教育は、衛生教育や栄養教育から性教育や薬物防止、いじめ対策にまで及ぶ幅広い視点で構想されている。これらの課題に各学校で効果的に取り組むために、フランスでは、優先課題として「(1) 衛生的な習慣の指導、(2) 栄養教育と身体運動の促進、(3) 性教育の普及、(4) 薬物等の常習の予防、(5) 失神ゲームなど危険な遊びの防止、(6) いじめの早期発見と解決、(7) 救命救急教育の強化」という7項目をあげている。[10]

また、フランスの特徴として、保健という科目が日本のように1つの独立した教科として位置づけられておらず、様々な教科において保健に関する内容が教育されているという現状がある。

したがって、初等教育及び前期中等教育段階において、各教科等の内容を総合して、教科外の活動とあわせて健康教育として国が示しているということである。また、健康教育は、教科教育だけでなく、横断的な活動を通して、全教員、学校保健関係者（学校医、学校看護師など）が取り組むこととされ、外部の関係者（専門家など）の参画が奨励されている。

特に、喫緊課題となる性教育（エイズ予防教育）や、薬物乱用防止教育については、重点的に取り組むこととされている。

また、21世紀の健康戦略としてWHOの世界会議でオタワ憲章が提唱されたが、そのヘルスプロモーションの考えに基づいて、幅広く保健教育を捉えて指導を行うこととされている。[11]

第7節
中国における学校健康教育

　中国において、健康教育は小学校1年生から教科に組み込まれており、小学校3年生からの日本よりもさらに早い時期から実施している。また、エイズ教育等の重要な健康課題に対しては、全国で健康教育が義務化され展開されるようになっている。

　また、国民の生活が徐々に豊かになったことで、都市部での人々の食生活が大きく変化したことにより、特に都市部において肥満児が急速に増大しており、前項のフランス同様、子どもたちにとっての大きな健康課題となっている。

　このように、中国では健康教育を小学校、中学校、高校で行うことを規定はしているが、必ず実行しなければならない全国統一した拘束力をもつ基準とはいえないため、健康教育の実施率には地域格差があるといった現状も明らかとなっている。

　たとえば、北京市では一般に実施率が高く、小学校1-6年、中学3年間中1-2年で実施するように健康教育の授業を設け、必修の授業として2週に1回行うように定められている。一方、健康教育の時間確保が難しい地域も多く、課題としてあげられている。

第8節

おわりに

　最後に、「学校における健康教育のねらい」について、筆者等の私見を述べてまとめとしたい。

　「学校における健康教育のねらい」は、児童生徒の健康のための知識・態度・行動様式を獲得するための能力（ヘルスリテラシー）を身に着け、卒業後の社会人はもとより、高齢期に至るまでの健康生活習慣づくりのための土台を形成する基礎的な支援にある。

　このねらいを可能とするためには、校長を中心にすべての教員の教育活動がヘルスプロモーションを意識した活動に転換することが大切である。要するに、カリキュラム全体で健康教育・健康づくりを推進することが必要なのである。また、学校は児童生徒、教職員、保護者そして地域を巻き込み健康な学校づくりを企画、実施、評価する役割も担っている。

　さらに言えば、健康を身体的側面だけでなく、精神的側面、社会的側面、特に人間関係づくりを健康概念の中心に据えて健康づくり活動を展開し、最終的には学校全体が健康な場になることを意識して健康な学校づくり活動を展開することが大切である。中でも、子どもたちに日常的に係わっている養護教諭の役割が大変重要である。養護教諭は、生徒一人ひとりの「生活感覚」や「思い」を共有し、生徒一人ひとりの幅広い健康ニーズを受け止めることによって、生徒一人ひとりが自分自身の健康に関心を示し、その健康ニーズを充足していく活動（健康づくり活動）に取り組んでいくことを支援しているからである。

　そのような意味合いから、子どもたちの健康の世話人、相談者、支援者の役割を有する養護教諭が常駐している保健室に大いに期待したい。なぜなら、保健室は、学校の中では保健センター的な役割を果たしているので、養護教

諭は健康な子どもと健康な教職員を創っていく中心的な役割があるからである。それゆえ、養護教諭には学校内外の関係者と連携してヘルスプロモーションの視点に立った組織的な保健活動・健康教育を積極的に推進することが期待されているのである。そして、校長を中心にすべての教員が一丸となって子どもたちの健康を支えていくことが重要であると考える。

参考文献

1) 文部省.中等学校保健計画実施要領（試案），昭和二十四年度.
https://erid.nier.go.jp/files/COFS/s24jp/index.htm（2025年1月にアクセス）
2) 日本学校保健会.みんなで進める学校での健康つくり－ヘルスプロモーションの考え方を生かして－平成21年.https://www.gakkohoken.jp/book/ebook/ebook_H210030/H210030.pdf（2024年12月にアクセス）
3) 島内憲夫編著.ヘルスプロモーション講座～心の居場所：セッティングズ・アプローチ～，千葉県，順天堂大学ヘルスプロモーション・リサーチ・センター,2005;10,23
4) Yoshikawa N, et al. A Study of Effective Contents of a Comprehensive Health Education Curriculum for Promoting QOL of Obese Children. International Journal of Sport and Health Science, 2006: 4: 252-264.
5) Leger L. Schools, health literacy and public health: possibilities and challenges. Health Promotion International, 2001; 16: 197-205.
6) Tappe MK. Galer-Unti RA. Health educators' role in promoting health literacy and advocacy for the 21st century. Journal of School Health. 2001; 71: 477-482.
7) Peterson FL, Cooper RJ, Laird JM. Enhancing teacher health literacy in school health promotion: a vision for the new millennium. Journal of School Health. 2001; 71: 138-144.
8) 渡邉正樹.健康リテラシーの概念と評価.日本保健医療行動学会年報.2001; 16: 185-190.
9) 渡邉正樹.大学生のヘルス・リテラシーの評価.日本健康心理学会第13回大会発表論文集.2000; 188-189.
10) 上原秀一，大森玲子，久保元芳.フランスの学校健康教育における栄養・味覚教育.宇都宮大学教育学部 教育実践総合センター紀要.2014; 37: 165-172.
11) 大場淳.「フランス」国立教育政策研究所『保健のカリキュラムの改善に関する研究－諸外国の動向』「教科等の構成と開発に関する調査研究」研究成果報告書.2004; 17: 43-65.
12) 岡田加奈子，斉建国.中国の学校健康教育と校医室（衛生室）.千葉大学教育学部研究紀要.2004; 52: 115-120.

文部科学省.小学校・中学校学習指導要領，第1章　総則，平成20年3月,21年3月改訂
文部科学省.中央教育審議会答申（教育課程の改善関連）平成20年1月
「幼稚園、小学校、中学校、高等学校及び特別支援学校の学習指導要領等の改善について」
中央教育審議会答申（健康教育関連）平成20年1月　文部科学省
「子どもの心身の健康を守り、安全・安心を確保するために学校全体としての取組を進めるための方策について」
新学習指導要領（幼、小、中学校）　平成20年3月告示　文部科学省
保健主事の手引（三訂版）　平成16年2月　財団法人 日本学校保健会
学校保健委員会マニュアル　平成12年2月　財団法人 日本学校保健会
学校保健活動推進マニュアル　平成15年2月　財団法人 日本学校保健会

第5章

COVID-19（新型コロナウイルス感染）下の健康な学校づくりのあり方

第1節

COVID-19（新型コロナウイルス感染）下で想う事

島内憲夫

「COVID-19（新型コロナウイルス感染）蔓延化で想うこと」について、私の学問的視点から私見を述べてみたい。私の学問的視点は、健康社会学的視点である。

健康社会学とは、人々の健康を支えている現実を人生、愛、夢そして生活の場である街、地域社会、職場、学校、家族、保健医療施設等との関係において理解した上で、その健康を創造する知識と技術（ヘルスプロモーション）を社会学的視点から明らかにしていく科学である。（島内憲夫・鈴木美奈子：健康社会学講義ノート、垣内出版、2018）

健康社会学の学的体系は、図1の「健康社会学の理論体系モデル」に示したように、感性的人間論から理性的人間論へのひとつの道程とでもいえるものである。すなわち、健康社会学の出発点は感性的な人間理解から始まる。その人間を健康の要素と病気の要素との矛盾的統一体としてとらえ、健康概念の確定を試み、その概念を日常世界、すなわち生活概念の中に位置づけ、さらに、健康と病気をめぐる多様な人間行動を包括的に表現するものとして「健康行動」なる概念を導き、その健康行動の広範な側面における全体的な形成・変容を表している「健康の社会化」＊なる概念を構築する。そして、この健康の社会化の中心的な担い手として「健康的小集団」（家族・学校・職場・病院・地域社会）なる概念を操作的に位置づけ、その小集団を生みだす「場」の表出を試みる。

このような「健康的小集団」を媒介とした健康の社会化の過程で形成・変容される標準化された健康行動の様式は、必然的にその周囲に社会の基本的

第5章 COVID-19（新型コロナウイルス感染）下の健康な学校づくりのあり方

欲求である健康欲求をみたすためのある種の共通の価値と規範のセット（健康価値・規範）や共通の手続き（ヘルス・ケア～増進・予防・治療・リハビリテーション～）とそれらを包含するヘルスプロモーション、そして社会関係の組織化（一般市民・専門家・行政官の織りなす動きや仕組み）された体系としての健康社会制度を構成する。この健康社会制度は、健康社会学的分析対象の出発点であると同時に基礎概念の到達点でもある。この両面価値を有する健康社会制度の存在を重要な「鏡」としながら、生と死の境界線状況分析を①人間、②健康、③健康行動、④健康の社会化、⑤健康的小集団という5つのキー概念を用いて、最も現実的なものであり、慣れ親しんでいる日常生活の世界である地域社会、病院、職場、学校、家族、個人を分析対象として、その対象にシステム・アプローチを試み、地域社会から個人の世界に下降し段階的に解明していかなければならない。

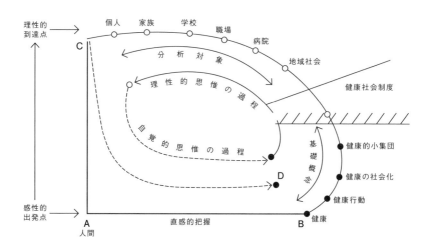

図1　健康社会学の理論体系モデル
この理性的思惟の過程の裏側には人間の自覚的思惟の過程が常に存在しなければならない。
健康が端緒として現出するための根拠として人間性への復帰の過程が必要不可欠である。

私の主張する健康社会学的視点からCOVID-19の流行について論じるとなると、先述したように「個人の健康の問題から健康社会制度まで」広範囲に及ぶ。そこで、本稿では、特に個人の健康・健康行動・健康の社会化を意識した健康な社会システムづくりについて論じることにした。

　COVID-19蔓延化の中、元外交官で交易財団法人フォーリン・プレスセンター理事長の赤阪清隆氏が、次のようなメールを私に送ってきた。
「将来の歴史家は、現代を『コロナ危機以前』と『コロナ危機以降』に分けるかもしれない、と言われるようになりました。それほどコロナ危機は時代を画する歴史的な重要性を持つ大災厄となりつつあります。…コロナ危機を経て、世界はどう変わるのでしょうか、そして、日本はどのような対応を迫られるのでしょうか。コロナ危機が、単に医療保健分野だけにとどまらず、人々の働き方、市場の運営、物の考え方、新しい技術への適応、ひいては、文明に関する基本的な考え方に至るまで、幅広い影響を及ぼすとみられるだけに、これからやって来る長期的で大きな変化は、我々の想像をはるかに超えるものとなるかもしれません。」(赤阪清隆：2020年6月13日)
「このコロナは、わが国でも感染が高止まりの状態を続けており、どうも終息までには予想していた以上の月日がかかるような趣です。ワクチンや治療薬の開発状況も今一つはっきりせず、私たちは今後中長期的にこのウイルスと『共存』せざるを得ないだろうと予測する見方が強まっています。そのような『コロナとの共存』のためには、どのような心構えが必要なのでしょうか？『ウイルスを撲滅する』という考え方から脱却し、『ウイルスと長期的に付き合う』という考えが必要だとする意見もあります。私たちのコロナウイルスに対する基本的な知識や理解力（リタラシー）を向上する必要性も指摘されています。」(赤阪清隆：2020年8月19日)
　100年に1度の感染症、新型コロナウイルス感染（以下COVID-19と記す）が世界に猛威をふるった。日本でも多くの人々が無くなり（死者：2,554人）、感染者は175,207人となった。(2020年12月11日現在、NHK)

第5章　COVID-19（新型コロナウイルス感染）下の健康な学校づくりのあり方

　私は想う。歴史は繰り返す。およそ半世紀前、感染症を克服し、生活習慣病時代を迎え、健康は創ることができる時代、「ヘルスプロモーション時代」の到来かと思っていたが、COVID-19の登場で、感染症は再び蘇ってきた。

　このような状況の中、私の旧友のイローナ・キックブッシュ博士（WHOシニア・アドバイザー、順天堂大学国際教養学部客員教授）のCOVID-19についてのコメント「感染症対策・発想の転換を」（2020年7月16日の朝日新聞朝刊：国際面）が掲載された。彼女は、そのコメントの最後に「新型コロナはその発想を大きく変えました。グローバルヘルスは先進国にも発展途上国にも等しい課題となったのです。先進国はこの経験に学び、（援助を与える）ドナー国としてでなく、責任ある当時国としての意識を持つように求めたい」と述べていました。要するに、先進国は「援助する」のでなく、発展途上国と「一緒に築いていく」ことが、次に来るパンデミックに向けた教訓だと指摘した。

　ここで、イローナ・キックブッシュ博士のような世界的な視点ではないが、今回のCOVID-19の経験で再確認できたことと同時にその対応策について、先述したように健康社会学的視点の特に「個人の健康・健康行動・健康の社会化」に注目して、私なりに1つの提案をしたい。もちろん、100年に一度の経験のない新しいウイルス感染なので、様々な科学的立場から対応の仕方・方策が提案されるであろうが、私の専門領域である「健康社会学の視点」＊から再確認できたことと、1つの対応策について、私見を述べたい。

　それは、COVID-19の経験から明らかになったことは、人びとのヘルスリテラシーのレベル＊＊、人間の健康知識・態度・行動のレベル、健康の社会化（規範）のレベルによって、COVID-19の感染をめぐる諸問題に対する態度・行動が大きく異なっていると推察できることだ。人々の中には、「不要不急の外出は控えるように」と言われても出かけてしまう人、「三蜜を避けるように」と言われても守ることができない人、「マスクをつけるように」と言われてもつけない人、また「ウイルスを持ち込むな！」・「自業自得だ！」と差別的な言動をする人等枚挙にいとまがない。一方、感染症の専門家（保健医療従事者）

の間でも様々な意見が飛び交い、すぐには明確な対策を打ち出せなかった。また、感染症の専門家が科学的な提案をしても政治家の判断で適切な対策を打ち出せない事態も生じていた。感染の拡大を抑えたい専門家と経済を優先したい政治家のGo toトラベルやGo toイート等の思惑の相違（認識のズレ）が生じた。このようなCOVID-19状況下で、高齢者の健康を守るための社会的処方の提案も見られた。「具体的には、ウオーキングや水泳などの身体活動より、囲碁や手芸などの文化活動やボランティアをはじめとした地域活動がフレイル・リスクを抑制することが明らかになった。また、コロナ禍で分断されたつながりはオンライン上で補える」と述べている。（飯島勝矢：週刊医学界新聞、2020年8月24日）と同時に「コロナ患者の最後、さよなら言えずに家族に残る喪失感」（朝日新聞朝刊 2020年12月3日）の問題も我々は経験した。人々の生死の問題も改めて考えさせられた。COVID-19は、人類に改めて健康に生きることの大切さを訴えかけたように思う。

　人々は、生まれた後、幼稚園・保育園から中学・高校・専門学校・大学まで、そして社会に出てから中年期・高齢期を経て死に至るまで健康をめぐる様々な出来事を経験して、ヘルスリテラシーのレベルを決定している。そのレベルを高くする、すなわち状況を適切に評価して冷静沈着に対応するためには、人びと自身が確かな健康についての学びを日常生活に活かすと共に、人びと自身が主体的に健康行動を制御しコントロールするための「健康社会制度」（規範）の必要性がある。なぜなら、ヘルスプロモーションは、人びとが日常生活を健康に過ごすための「生活戦略」であると同時に、人々の健康を支援するための適切な健康政策を打ち出す政府の「政治戦略」でもあるからだ…。このような認識に立つと、厚生労働省がリーダーシップを発揮し集団の健康を守るための予防策を推進する「公衆衛生」の価値と必要性を再認識しなければならないことが改めて理解できる。

　現状の日本の健康政策をみると、厚生労働省は"WHOの社会的決定要因に関する概念的枠組み"を提示し、健康の社会的決定要因の重要性は明らかにしているが、改善・改革すべき具体的な課題については明確に位置づけてい

第5章 COVID-19(新型コロナウイルス感染)下の健康な学校づくりのあり方

ない。この点は、大きな課題である。生活習慣、生活環境、生活水準、経済、教育、保健医療、福祉、ヘルスリテラシー、社会的ネットワーク、社会的サポート、ソーシャルキャピタルなど、多くの課題が山積し、入り組んでいるため複雑であることは確かである。

その解決策に国連のSDGsを取り上げて論じてみたい。国連のSDGs(Sustainable Development Goals：持続可能な開発目標)は、2015年9月の「2030年アジェンダ」で、国際社会が2030年までに貧困を撲滅し、持続可能な社会を実現するための指針として設定された17の目標を掲げている。WHOはSDGsの中心に「目標3：Good Health and Well-being(すべての人に健康とwell-being)」を置き、その周りに他の16の目標を配置している。(図2 WHO：健康とwell-beingを中心としたSDGs)それは、「健康」がすべての到達目標に直接的あるいは間接的に関わるものだからである。

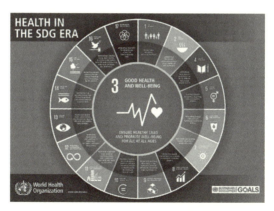

図2　WHO:健康とwell-beingを中心としたSDGs

このSDGsを意識して、赤阪清隆氏はつぎのようなコメントをある講演でしている。「目を世界に転じると、SDGsの掛け声の下、政治、経済、社会面の様々なグローバルな課題に取り組む動きが強まっており、その中で日本の

役割への期待は大変大きなものがあります。元祖グローバル人材ともいえる森英恵さんの言うように、日本人には世界に先駆けて様々な問題に取り組む宿命があり、そのような使命感こそが創造のパワーを生み出すと思われます。21世紀が不確実な世界だからこそ、意欲がある人たちにはチャンス到来ともいえるでしょう。青春とは年齢ではなく、臆病さを退ける勇気、安きにつく気持ちを振り捨てる冒険心だとのサミュエル・ウルマンの詩を引用して、老いも若きも、勇気を出してこの不確実な時代を元気に生き抜きましょう」と呼びかけている。（2020年12月7日：食の新潟国際賞財団主催講演「これからの世界と日本 ― 不確実な時代をどう生きるか？」）赤阪清隆氏のメッセージから「このような不確実な世界だからこそ、人類共通の課題COVID-19の克服に英知を絞り、すべての人々が協力し合って前向きに生きていくことの大切さと共に未来を生きる人類の強さと可能性に気づかされた。」

　最後に、WHOのSDGsの「健康」を中心に置いた考え方を意識して、COVID-19蔓延下での健康な社会システムづくりについて、健康社会学的視点から一つの提案をして、まとめとしたい。

　具体的には、すべての人々が健康の価値を再認識して、自らの立場で「今できる」行動・活動に協力し合って取り組むことである。

　人々（一般市民）のヘルスプロモーション・教育システムづくり、保健医療従事者のヘルスプロモーション・教育システムづくり、教育関係者のヘルスプロモーション・教育システム、企業関係者のヘルスプロモーション・教育システムづくり、行政職のヘルスプロモーション・教育システムづくり、政治家のヘルスプロモーション・教育システムづくり、そして、マス・メディア関係者のヘルスプロモーション・教育システムづくり等である。これらの総合的なヘルスプロモーション・教育システムづくりは、必ずや国民の健康と幸福の達成に貢献することであろう。

　結論的に言えば、すべての人々のヘルスリテラシーの向上が、COVID-19流行下での健康な社会システムづくりのための"一つの鍵"であるからである。

そこで、日本ヘルスプロモーション学会の会長としてお願いしたいことは、会員一人ひとりの置かれた立場から関わっている身近な人々のヘルスリテラシーの向上を目指したヘルプロモーション・教育システムづくりの取り組みを最優先して進めて頂きたいことである。会員の皆様の活躍を大いに期待している。

＊健康の社会化とは、人間が当該社会における、健康知識、健康態度、健康行動の様式を内面化し、人生や生活の質（QOL）を高め、真の自由と幸せを獲得していく過程である。（島内憲夫・鈴木美奈子著：健康社会学講義ノート、P.22、垣内出版、2018.）

＊＊ヘルスリテラシーとは、より良い健康を促進し、維持する方法に関しての情報にアクセスし、理解し、利用するための個人の意欲や能力を決定する認知的・社会的スキルである。（Don.Nutbeam、2000.）

＊＊ヘルスリテラシーとは、家庭とコミュニティ、職場、ヘルスケア、商業界、政界において、健康のために適切な意思決定ができる能力、人びと自身の健康をコントロールする力、情報を探し出す能力、責任をとれる能力を増大させる重要なエンパワメント戦略である。（Ilona.Kickbusch、2006）
（島内憲夫編訳・大久保菜穂子・鈴木美奈子訳「21世紀の健康戦略シリーズ7　ヘルスリテラシーとは何か？〜21世紀のグローバル・チャレンジ〜」、垣内出版、2017.所収）

第2節

学校健康教育への期待
「教育（知識）こそ最大のワクチン」

長岡 知

　新型コロナウイルス感染症（COVID-19）が世界で拡大しているのを受け、世界保健機関（WHO）事務局長は2020年3月11日、「パンデミック」（感染症の世界的大流行）を表明した。

　世界的な流行は現代のグローバリズム（globalism）時代の中で、日本にも感染拡大の波が押し寄せた。

　日本は、2020年4月7日に「緊急事態宣言」を発令し、感染症の拡大を防ぐために、人と人の接触を減らすことが求められ、外出自粛の要請、店舗の休業要請が行われた。学校教育現場においては2020年2月27日（木）、政府は全国の学校に対して、2020年3月2日（月）から学年末の春休みまで休校措置を取るように要請した。

　全国の学校や学校設置者は突然の要請に対し、新型コロナウイルス感染防止のための緊急的な対応を迫られたのである。2020年5月25日、「緊急事態宣言」は解除されたが、その後も「感染の波」は繰り返され、予断を許さない状況が続いた。

　人類の進歩は、見えない敵「ウイルス」との戦いの歴史と言われる。私たちは今、新興感染症、COVID-19（新型コロナウイルス感染）という未知のウイルスとの戦いの中にいる。この戦いの経験は人類にどのような進歩、変化をもたらすのであろうか。

第 5 章　COVID-19（新型コロナウイルス感染）下の健康な学校づくりのあり方

1. COVID-19の学校教育への影響と対応…「ピンチをチャンスに」

　子どもの学びと体験の機会は人生を大きく変える可能性がある。新型コロナウイルス感染拡大は、全国の子どもたちにとって計り知れない影響を与えた。学校行事（卒業式・入学式・修学旅行など）の中止縮小、相次ぐスポーツ・文化大会（部活動）の中止、学習活動の遅れ、就職活動（進路指導）への影響、家族の収入減少による休学退学、感染防止のための「3密」回避の対応など、子どもたちの学びと体験の機会を奪い、学校生活に影を落とした。また、休校措置期間における「教育格差」の問題も指摘された。家庭でのネットやパソコンの普及率、公立、私立学校における授業対応の差、塾通いなど家庭の所得による子どもの教育機会に差が生じている状況も浮き彫りとなった。

　一方で子どもたちの健康問題についても注視しなければならない。自粛による「巣ごもり」生活は子どもの心身においても少なからず影響を与えている。運動量の低下や友人との直接的な交流の減少など、心身への長期的な影響が懸念される。

　学校は学ぶために集う場所である。子どもたちは先生や友人、仲間との交流を通して多くのことを学び成長するのである。新型コロナウイルス感染症予防（3密、ソーシャルディスタンス）とは相反する活動に教育的価値を置いてきたのである。

　Withコロナ・Postコロナ時代の新たな対応においては、これまでの学校教育の常識を疑い、改めて教育の可能性についての議論を深めていくことが期待される。学校は子どもの学びの機会を保障し「教育効果」と「感染予防」という命題に対して、新たな均衡を保つための模索を始めなければならない。2020年8月20日、文部科学大臣の諮問機関である中央教育審議会（中教審）の「新しい時代の初等中等教育の在り方特別部会」の第12回会合で、Postコロナの時代の「令和の日本型学校教育」の構築を目指す答申案に向けた骨子案が議論された。

　骨子案では、目指すべき学びの在り方を「多様な子どもたちの資質・能力

を育成するための、個別最適な学びと、社会とつながる協働的な学びの実現」としている。

そのためにはICT（Information and Communication Technology）を普及、活用しつつ、教師が対面指導と遠隔授業やオンライン教育を使いこなすようなハイブリッド型の学習で、個別最適な学びと、社会とつながる協働的な学びを展開していくという。コロナ禍において、ICT教育環境は飛躍的に向上する結果となった。

新たな時代の教育の在り方が模索される中、健康的な学校づくり（Health promoting school）の視点を置き去りにしてはならない。優れた教育ツール・システムが構築されても、学校全体が新たな教育システムを受け入れるよう、十分にエンパワメントされた学校であることが前提である。今回、翻訳された第1章「Healthy School（健康な学校）」は多くの示唆に富んだ内容を含んでいる。

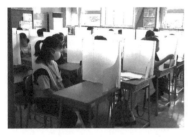 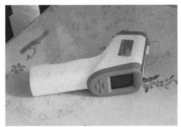

2. 学校健康教育への期待…「教育（知識）こそ最大のワクチン」

Withコロナ・Postコロナの時代、新型コロナウイルスとの共生を前提にしたとき改めて学校健康教育が果たす役割は大きい。1980年代、当時、エイズ（HIV感染）が流行した際、人々のエイズ（HIV感染）に関する「無知」から「差別・偏見」を生んだ。

新型コロナウイルス感染症の流行時には、かつてのエイズ（HIV感染）流行時と同様に「コロナ感染者への差別・偏見」、「誹謗中傷」が社会問題と

第5章 COVID-19(新型コロナウイルス感染)下の健康な学校づくりのあり方

なった。私たちは経験から学ばなければならない。「教育(知識)こそ最大のワクチン」であることを、そして正しい知識を基に「正しく恐れる」姿勢を持つことを。

新型コロナウイルス感染症の感染拡大を予防するには「新しい生活様式」に移行していく必要がある。「新たな生活様式」では私たちの生活場面における「意識と行動の変容」が求められている。このことはまさに健康教育における一義的な目的であり、「変容」を促すための知識や技術(スキル)の習得が重要である。世界的な感染拡大を受けて、新学習指導要領の改訂に伴う保健体育教科書に新型コロナ感染症(COVID-19)が盛り込まれ、感染症予防の新たな学びが始まった。

学校健康教育は、計画的、系統的に組織され、教科科目「保健」を中核としながら学校教育活動全体を通して実践されるものである。健康文化の担い手・作り手として子どもが自立し、生涯にわたり公共的な健康文化・社会づくりの実践に参加し、健康の主権者として公共的責任を果たしていける保健的教養(ヘルスリテラシー)ともいえる基礎・基本を育てるのである。

前節で島内は、「すべての人々のヘルスリテラシーの向上が、COVID-19流行下での健康な社会システムづくりのための"一つの鍵"であるからである。」と提言している。学校の教職員のヘルスリテラシーの向上と児童・生徒その家族、そして地域の方々のヘルスリテラシーの向上を目指した、健康的な学校づくり(Health promoting school)活動のプロセスは、健康な社会システムづくりと連動していなければならない。なぜなら、健康な学校づくりのモデルは、健康を促進するコミュニティ内で最もよく機能するからである。

感染症は人類にとって、いつの時代においても大きな脅威であった。しかし、人類は幾多の危機を乗り越え、新たな発展を遂げてきた。私たちは予測困難なこれからの時代においても、「科学技術」と「教育」の力を信じて立ち向かっていく。

付録1

高知県いの町学校保健委員会
夏季研修会参加者アンケートの回答

講演：WHOヘルスプロモーション意義とねらい
〜健康な学校づくりへの提案：オタワ憲章とバンコク憲章から学ぶ〜

島内憲夫　順天堂大学国際教養学特任教授

参照：第2章　持続可能な健康な学校づくりをめざして 〜WHOヘルスプロモーションの視点から〜
（鈴木美奈子・島内憲夫）

〈小学校の教職員：平成28年度〉

＊普段あまり「健康」ということに関心を向けていないところがあり、何か身体に不都合が生じたり、病気の話を聞いたりするだけと考えているところがありました。

＊教師としてどのような役割があるかということをより多面的に得ることができました。「健康でいる」とは何か、クラスなどでも考えてみたいです。やはり、子どもが生き生き活動するためには、自分に価値を見出すことが大切だと思いました。「世界に一人」オリジナリティが大切ですね。

＊高知県出身ということで、親近感もわき、お話も楽しく聞くことができました。また、教師は心身の健康を崩しやすい職業です。このヘルスプロモーションについて学んだことを生かしてこれからの人生を頑張って行きたいと思います。

＊ヘルスプロモーションの視点で、今取り組んでいる実践の意義づけを見直すことができました。学校経営としての健康づくりに本日の成果を加味して引き続き取り組みたいです。

＊とてもいい講義でした。近年GW的な研修ばかりで正直うんざりしてい

たところ、今回のように落ち着いた講義は理論としてじっくり考えることができました。健康に関する概念、すとんと心に落ちました。

＊普段「健康」について考えることがなかったので、今日のような講演を聴いて、「健康」について考えるよい機会になった。病気でも気持ちの持ちようで心が健康でいられるという考え方には救われる思いがした。

＊人は立ち止った時に（休む、悩む、疲れる）健康について考える。忙しい時には、あまり考えていないように思った。子どもたちが健康で安全であってほしいとは常に考えるが、自分の事についてあまり考えていないことに気付き、それがまた、健康であるのかなあと思った。考える機会を持てたのが良かった。ありがとうございました。

＊健康には、社会性、心身、物理的環境の視点が大切であることがわかりました。身体的な側面のみに偏って考えてしまいがちですが、色々な見方が大切であると思いました。

＊健康の概念が少し変わりました。島内先生の「今日一日を美しく真剣に生きる」という言葉を聞き、明日からも頑張ろうと思います。ありがとうございました。

＊健康な学校づくりの実際のお話が分かりやすくて良かったです。「子どもたちにとって学校は"夢のある楽しい場、夢工場"でなければ意味がない」というところも心に残りました。そうなるためにまず、私たち教員が健康でなければいけないと思いました。

＊自分自身を大切にすることについての話が、当たり前のことだけれど今日の私には大切な話だと思いました。ヘルスプロモーションの捉え方を改めて考え、子どもたち、そして教員同士で互いに健康を大切にしていきたいと思いました。日々の小さな幸せを感じて明日への活力にしていこうと思います。

＊自分と地域住民・コミュニティのつながりの大切さを改めて考えることができました。教員としても子どもたちにコミュニティの一員としての力を育てたいと思いました。

＊健康について、深く考えたことがなかったけど、この研修を通して、自

分の健康について考える機会となってよかった。今日の島内先生の健康の定義の中での「生きているんだ、幸せだ」なと、実感できたらいいですね。

＊子どもたちが子どもたちなりの健康の定義を持っていて、私たちはしっかり受け止め、健康教育、健康な学校づくり活動に反映させていかなければならないということが分かった。

＊初めてヘルスプロモーションという言葉を聞きました。これから関心を持って行こうと思いました。私は霊的なことがもっとも進んだらいいと思います。愛があふれていました。ありがとうございました。今、いの町がやっている菊池学園と通じますね。

＊健康ということを新たな視点から考えることができた。人間関係における健康というのはとても大切だと思う。今の子どもたちは相手からどう思われているかということを、とても気にしているように感じる。友達と仲良くできることが健康という言葉がとても印象に残った。

＊自然体でユーモアを交えながらのお話に惹きつけられました。健康の定義には、多くの要素が関わっているということはとても納得できました。「たとえ病気や障害があっても、生き生きといきる、生きようとしている姿の中にも健康はある」という定義から、病を得ても明るく生きようとしていた家族の姿が浮かびました。「健康」でいられる毎日を送りたいと改めて思わせていただきました。

〈中学校の教職員：平成28年度〉

＊「自分の住んでいる町の人を大切にする」という発想は全くありませんでした。そういう意識を持つことは大事だと思いました。また、「健康な学校づくり」の取り組みも大変参考になりました。ありがとうございました。

＊WHOから「愛」まで今までになかったレベルの非常に高く深い内容がよかった。同じく高知の偉大な先生にあえていい気分になりました。

＊健康の定義「自分の生を感じ、幸せを感じている心の状態である」という定義がすごくしっくりきました。人や自分に優しくするためには、自分自

身が健康でなければならないと深く学びました。

　＊最初から引き込まれるお話、ありがとうございました。ヘルスプロモーションの根底にあるのが愛だと本当に思います。先生のおっしゃる"あなたの隣にいるだけで幸せだ"と言われる人になれるように頑張っていこうと思っています。

　＊とても楽しく分かりやすい講演でした。ハッピネスファクター、ヘルスリテラシー、ソーシャルキャピタルなど重要な語句やその意味などが分かりやすく具体例もあり理解しやすかったです。先生の講演をまた聞いてみたいです。

　＊人を大切にするってどういうことだろうかといつも悩み、目の前の生徒や友達、同僚、家族との関係を考えています。今日の講演を聞き、ヒントを頂いたように思います。自分にできることは、目の前の人を笑顔にすることです。続けていこうと思います。

　＊"笑う"ことで気持ちに変化が生じると聞きます。」口角を上げるだけで脳への刺激が変わるともきくことがあります。本校の研究方針の中にも"授業中はやわらかな表情であたたかい目線で"という項目があります。今の生徒への対応に合うものだと感じたことでした。

　＊世の中の新しい動きを知ることができた。最近は学校が学力に流れていて、大切なものを忘れているのではないかと感じているが、広い意味で健康になるために学校はあるんだということを意識しなければならないと感じた。

　＊ヘルスプロモーションについて詳しく学ぶことができた。病気や障害があっても自分自身が尊厳を持って生活していれば健康であるということを聞き、なるほどと思いました。私も普段から日常の幸せを意識して心身ともに健康に過ごしていきたいです。

　＊マイナスを探して指摘するよりも、「花咲き山プロジェクト」のように、良い点を認め、ほめ育てることで自尊感情も育つし、活き活きと活動できる生徒（人間）に成長できると思うので、この研修で町の教職員がこのことを共通認識する場を作っていただいたことが良かったし、ぜひ、先生にこれか

らも指導をしていただきたいと思います。また、菊池省三先生の教育活動とも共通点が多く、これから、いの町が町ぐるみで全国に先駆けて発信できるような、町民が仲良く、助け合い学び合えるような安全で豊かな社会になるように、子どもの良い手本となるような社会を築きあげていけるようにぜひしたいと思います。

＊健康について深く考える良い機会になった。特に健康は「社会的」「精神的」「環境的」側面がある話は心に残った。また、健康と地域のつながりが大切なことも分かった。地域との連携をさらに大切にしていきたいと思う。

〈保育園・幼稚園の教職員：平成28年度〉
＊具体的にゲストティチャーなど地域の人たちを巻き込んで健康づくりの取り組みをしていくことに興味を持ちました。近頃、子どもたちを取り巻く環境への変化から地域の人たちとの交流などが激減しているのはとても惜しいことと思っています。地域の人たちにも子どもとの交流を持って活発に交流できればと思います。

＊学校における「ヘルスサービスの方向転換」の中で…一番響いたことは「保健室の強化よりも教室（担任）の強化をすること」でした。なかでもある校長先生の「社会的、精神的、身体的」取り組みで生徒に「友達と仲良くできることが健康」であることを伝え、児童生徒に健康観が広がったことは印象的でした。現場でもハッピネスファクターを試みてよいところ探しを積極的に（今以上に）取り入れていきたいと思います。

＊ヘルスプロモーションという言葉、初めて耳にした言葉でした、WHOと見ただけで「あ〜難しそうで分からない…」と尻込みしていたのですが、楽しい話もおりまぜて分かりやすく学ばせていただけてよかったです。最後に1番心に残ったのは「丁度良い距離」を見つけてねという言葉。人によって距離に違いがあると思うので見つけていきたいと思います。

＊楽しい中にも自分を見直す良い機会だったと思います。身体だけでなく健康の考え方、定義をお聞きし、より身近なことであることに気づかされま

した、健康の玉を押す坂道の話とても良かった。先生の人間性の豊かさに乾杯！ あなたの側にいるだけで幸せといわれる様に頑張ります。

付録2

順天堂大学医学部3年生への
社会医学序論の課題レポート

　順天堂大学医学部3年生の「社会医学序論 —ヘルスケアの基礎と予防医学—」の課題レポートとして、島内憲夫が「WHOヘルスプロモーションは、我々に何を訴えているのか？私見を踏まえて論ぜよ。」と言う課題を出した。
　ここに学生のレポートの中で、内容は紙幅の関係ですべて紹介できないが、ほぼ満点の9人の優秀な学生を紹介しておきたい。それは、伊倉佑香さん、高垣まゆかさん、藤本侑生君、國富太郎君、小林遼太郎君、諏訪覚也君、高橋秀門君、西村陽君、森岡敬一朗君である。彼らは卒業後、WHOヘルスプロモーションの視点にたった素敵な医療活動を推進して下さるものと信じている。
　ちなみに、日本では、日本HPH（Health Promoting Hospital）ネットワーク（島内憲夫CEO）が、2015年より設立され、保健医療関係者が活発なヘルスプロモーション活動を展開している。2024年11月6日〜8日に広島で第30回国際HPHカンファレンス（島内憲夫委員長）では、世界32ヶ国から716人が参加し活発な意見が交わされた。
　ともあれ、以下先ほど紹介した9人の学生のなかで、最も優秀なA.伊倉佑香さん、B.高垣まゆかさん、そしてC.藤本侑生君のレポートを紹介しておきたい。

A. 伊倉佑香

『健康とは、身体的、精神的、社会的に完全に良好な状態であって、単に病

気や虚弱でないだけではない。』これがWHOの健康の定義である。

　ヘルスプロモーションについて最初に定義したのはオタワ憲章であった。そこではヘルスプロモーションへのプロセス戦略として唱道、能力の付与、調停が示された。その内容が少し改変されたバンコク憲章が現在のヘルスプロモーションの土台である。バンコク憲章には、「ヘルスプロモーションとは、人々が自らの健康とその決定要因をコントロールし、改善することができるようにするプロセスである。」とある。ここではヘルスプロモーションのプロセスは、唱道、投資、能力形成、法的規制と法制定、パートナーと同盟形成の5つで構成されているとされた。

　健康要因には、遺伝、ヘルスサービス、ライフスタイル、環境の4つがあり、特にライフスタイルが50%、環境が20%を占めるとされている。これをもとに、ヘルスプロモーション活動へ2パターンのアプローチがなされた。

　まず1つ目がアメリカ型の医学的アプローチである。これは生涯健康に過ごせるような生活習慣づくりをすることによって自ら健康を高めていく、つまりライフスタイルづくりをすることで個人のパワーを高めるといういわば私的なアプローチである。

　2つ目がWHO型の社会科学的アプローチである。これは、個人の努力では健康づくりに限界があるため、根本となる環境づくりをするという公的なアプローチである。つまりWHOは健康の決定要因の中で、社会的要因(SDH)へのアプローチを提唱したということだ。具体的には、バリアフリーの設置やタバコの自動販売機の撤去、清潔な空気、水、食料の確保、労働・教育環境の整備などを行うものである。

　ヘルスプロモーションの最終的なゴールは、真の自由と幸福を得ることである。自由と幸福は、当然ながら人によって様々な解釈の仕方があり、一概に定義できるものではない。私は、真の自由と幸福とは、皆が自己実現し、争いがなく生活における不安もなく平和に生きられることだと考えた。では、まず自分のやりたいことを実現させるにはどうしたら良いのか。もちろん個人の努力も必要だが、第一に教育環境を整えなければならない。日本では中

学校まで平等に教育を受けさせる義務があるが、開発途上国では労働を強いられ、学校に行くことのできない子供がたくさんいる。彼らは自分が何をしたいか考える時間もなく、また考える術すら知らないのである。これでは自由の実現は難しいだろう。このような環境が生まれてしまう背景には貧困がある。富裕層と貧困層の格差を是正することは非常に重要である。なぜなら、争いは格差から生まれるものだからだ。争いが絶えなければ幸福の実現は達成されない。さらに最も重要なのは、貧困の差は健康格差を生むということである。お金がなければ適切な医療を受けることが出来ない国はたくさんある。日本では全ての国民が医療を提供してもらえるが、今回の新型コロナウイルス感染症の流行でも明らかであったように、イタリアやアメリカでさえ貧しい人は最適な医療が受けられない。結果としてあっという間に流行が広がってしまったのである。いかに健康格差が社会全体に影響を及ぼすかということが知らしめられた。

　以上のことから、疾病の治療を個々に考えていくよりも、その根本的問題となっている社会的要因を解決することが先決だと言える。つまり、WHO型の社会科学的アプローチの方がアメリカ型の医学的アプローチよりも効率的なのではないかということだ。実際、アフリカで水を介した感染症が流行していた時に、上下水道を整備したらほとんど患者がいなくなったという例がある。これはまさに清潔な水が確保できないという社会的要因を解決することによって事態が収束したのである。しかしここで注目したいのは上下水道の整備というのは保健医療分野だけの仕事ではないということだ。建築・土木関係の分野も関わっているはずである。つまり、社会的要因の解決には保健医療分野のみならず全分野の協力が必要なのだ。

　結論として、WHOヘルスプロモーションは、社会的要因（SDH）の解決に努めることで社会全体の健康が増進する、しかしながらそれには全分野の人々の参加が不可欠である、ということを我々に訴えているのである。

B. 高垣まゆか

　島内（2005）[1]の抄録には、「21世紀を生きる我々人間は、未来をコントロールし、人生をあらゆる面において豊かなものとする、かつてないチャンスを与えられている。だからこそ、我々人間は自分の能力を全面的に発揮し人生を楽しみながら、世界のすべての人々と共にヘルスプロモーション活動を実践しなければならない。」という提起がなされている。この提起に対して、現在、私は身をもって賛同する。そこで以下、この内容を掘り下げて私見を論じていきたい。

　本日（2020年）4月15日、東京都内で、新型コロナウイルスの感染者が新たに125人以上確認されたことが報道された。今まさに、新型コロナが想像を超えた「世界的感染症」となり、WHOによって全世界にパンデミック宣言が出され、日本においても緊急事態宣言が出され、深刻な影響を受けている。全国の学校が休校措置を取り卒業式や入学式の中止、2020年開催予定の東京オリンピックまでもが延期になる事態を誰が想像していただろうか。現代社会は、先が読めない予測不可能な社会であることを身をもって実感している。しかし、悲観しているだけでは問題は解決しない。島内（2005）[1]の記述を読んだとき、私たちはこれからの21世紀を生きる若者として、このピンチをチャンスとして捉え、未来をコントロールしていかなくてはならないと思った。そして、苦しみの中にも楽しみと幸福を見いだし、人生を豊かにしていかなくてはいけないと思った。さらには、個人で戦うのではなく、世界のすべての人々と共にヘルスプロモーション活動を実践しなければ、新型コロナ感染症を解決することはできないと考えたのである。

　ここで、まず、いかに苦しみの中にも楽しみと幸福を見いだし人生を豊かにしていくか？　という難題を解いていく際に、島内（2020）[2]のヘルスプロモーションの定義が大いに参考になると考える。「ヘルスプロモーションとは人々が自らの健康とその決定要因をコントロールし、改善することができるようにするプロセスである。」（バンコク憲章：2005）その究極目標は、「自由と幸福」であり、健康な人は、「心の実感力（生きている、幸せだな）」と「愛

や夢を育てる能力（自己実現の能力）」を持っているという。ちょうど1ヶ月前を思い起こせば、コロナ感染の前は、私は健康な人が持つこの2つの目標を達成していた。例えば、授業は対面で直接受けることができ、先生に質問に応じていただくこともできたし、部活動は皆で同じ場所に参堂し、一緒に汗を流して運動し楽しむことができたし、多くの集団がいる所にも躊躇なく行って映画を見たり食事したりすることもできた。これらの幸せや自己実現の時間が、一瞬にして外出自粛により失われてしまったのだ。行動の自由が奪われた悲しみは大きく、当時は本当に辛かった。しかし、いつまでも悲観しているだけでは、ただただ時間だけが無駄に過ぎていく。青春の真っ只中の貴重な時間を、外に出られず人に会えずに、毎日無駄に過ごしている日々に、このままでは駄目だ何とかしなくてはと焦りを感じている。島内(2020)[2]のヘルスプロモーションの章を読んだとき、ここで今の現状を不健康に陥らないようにするチャンスが見えてきたのだ。具体的には、ヘルスプロモーションの究極目標に照らし合わせて考えてみると、①「心の実感力（生きている、幸せだな）」として、コロナで重篤な病気になっているわけではないので、工夫次第で自宅で過ごす時間を充実させればこれまでできなかったことができるチャンスと捉える（これまで手が回らなかった苦手な分野の復習をする、時間に余裕ができたので英語の勉強をする、体がなまってしまうので筋トレをして体を鍛える、レッスンよりも詳しいダンスの動画を見て技術を磨く、危機的状況下で家族と過ごす時間は協力し合い絆が深まる）など。②「愛や夢を育てる能力（自己実現の能力）」として、自分で1日の活動を計画し実行することは並大抵の精神力ではできないが、無駄に時間を過ごしたことを後で悔いるよりはましである。日々自分の怠惰さと戦いながら実行できたとき、自己コントロールする力がついていくことを実感する（3月から5月の2ヶ月間にやりたいことや自分の夢を目標として書き出し、一つずつ実行していくことで、それが達成できたときに自己実現を感じる）など。小さなことを毎日地道に積み重ねていくことで、悲観的な現状は一転し、自分の人生の未来は開けてくる。

最後に、大きな視点として、もう一つ忘れてはいけないのは、現在の新型コロナ感染の状況をみても、自分一人の行動の変化だけでは解決することはできず、島内（2005）[1]の提起するように、個人の範疇を超えて、日本、さらには世界のすべての人々と共にヘルスプロモーション活動を実践しなければ解決することは不可能だということである。

　ここで、個人の範疇を超えた活動の一例として、島内（2005）[2]で説明されている、WHOの5つのヘルスプロモーション活動のうち、「健康な学校づくり施策」の視点に注目して考えてみたい。学校は、子どもたちにとって1日の多くを過ごす生活の場であり、ヘルスコミュニケーションやヘルスサービスを用意するための効果的な場であるため、地域の人々の理解や協力を得て、学校内外の物理的環境づくり（建物、風土、安全性、先生や生徒の人間関係、保護者や地域の協力）はもちろん重要な要因になる。しかし、私は21世紀の学校に最も必要とされているのは、島内（2005）[2]に強調されているように、「治療・ケアを超えたヘルスプロモーションへの転換」であると考えている。例えば、不登校の子どもたち、いじめに遭っている子どもたち、心身に障害を抱えた子どもたちなどの問題を解決するために、スクールカウンセラーや臨床心理士の学校に派遣される動きが文部科学省の推奨の下、加速しているが、そうした専門家に委ねることが問題を抱えている子どもたちの根本的な解決になっているとは思えない。子どもたちを教えている校長先生をはじめとする学校の先生たちが、外部の人に委託する前に、まずは子どものことを日常的に観察していて深く理解しているのだから、子どもたちを助け責任を持って行動するという意識を改革することこそが必要であると思う。その上で足りない部分があれば協力を仰ぐために、専門的な知識をもつカウンセラーや、かかりつけの医師や、保護者をはじめとする地域の人々と連携を取って、多くの目で多くの役割からその子を支援する、という方向転換が必要であると考える。

　以上より、新型コロナが「世界的感染症」となり、WHOによって全世界にパンデミック宣言が出された今、WHOヘルスプロモーションは、上述し

たように、私たちが個人でやるべきこと、地域さらには世界で取り組まなければならないことの指標を、明確かつ具体的に示してくれているように思う。今まさに実行に移す時期に来ているのではないだろうか。

引用文献

1) 島内憲夫 2015 ヘルスプロモーションの近未来－健康創造の鍵は？－, 日本健康教育学会, 23(4), 307-317.
2) 島内憲夫 2020 健康まち・家族づくり－ヘルスプロモーションの視点から－, 社会医学序論　ZoneE 資料集　順天堂大学医学部, 62-75.

C. 藤本侑生

1. WHOヘルスプロモーションとは

ヘルスプロモーションの成文上の根拠は、1986年11月21日にカナダのオタワ市において開かれた第1回ヘルスプロモーションに関する国際会議で採択されたオタワ憲章にある。そこで、ヘルスプロモーションの定義は「人々が自らの健康をコントロールし、改善することができるようにするプロセスである。」であると規定されている。[1]

オタワ憲章では、ヘルスプロモーションのキーワードとして、健康のための前提条件（Prerequisites for health）、唱導（Advocate）、力を与え可能にする（Enable）、調整・調停する（Mediate）の4つを記しているほか、ヘルスプロモーション活動として、健康的公共政策を確立すること（Built healthy public policy）、支援的環境を創造すること（Create supportive environments）、コミュニティーの活動を強化すること（Strengthen community action）、個人のスキルを開発すること（Develop personal skills）、保健医療サービスの見直し（Reorient health services）の5つのポイントを挙げており、政治、経済、文化、環境などの広範囲に渡ってヘルスプロモーションを規定している。

2. WHOヘルスプロモーションの実践とこれまでの結果

オタワ憲章は先進国、発展途上国を含む国際連合加盟国全体に対するものである。そのため、憲章の内容を普遍的なものとするために内容がやや抽象的なものとなっている。つまり、加盟国は独自にヘルスプロモーションを促進する政策・制度を立てる必要があった。

実際に、日本ではヘルスプロモーションの考え方のもと、厚生労働省主導で「21世紀における国民健康づくり運動（健康日本21）」が2000年より12年計画で展開され、2013年からは第二次健康日本21が始まった。[2,3]

しかし、この健康日本21の目標達成状況は芳しくない。第一次健康日本21の最終評価によれば、目標に達したのは80項目中14項目で全体の2割以下で、9項目に関しては悪化さえしている。[4] さらに、第二次健康日本21では、生活習慣病の発症予防と重症化予防については中間達成率が50％に過ぎないなど、いくつかの項目で苦戦している。[5]

3. ヘルスプロモーション活動苦戦の要因

ヘルスプロモーションの考え自体には肯定的な意見が多い。ではなぜその考えに基づいた全国規模の取り組みが苦戦を強いられているのだろうか。

まず、考えられる原因は、ヘルスプロモーションの考えが明示的に表に出ていなかったからということである。先述の通り、国連加盟国は独自にヘルスプロモーションを促進する新たな政策・制度を立てる必要があった。そのため、国の政策としての側面が前面に出てしまい、その背景にヘルスプロモーションの概念が存在しているとの認識が置き忘れられていたのではないだろうか。

さらに、ヘルスプロモーション活動の場が、行政、医療機関など公的機関に集中していたことも問題だったように思われる。つまり、企業のような国民が直接関わり合いを持つ場所に対する取り組みが薄かったのではないだろうか。これにより、国民に当事者意識が育たず、また、国民の経済社会生活に真に根付いたものとならず、ヘルスプロモーションの考え方が浸透しなかっ

たことも原因だろう。

4. 新たな概念の中でのヘルスプロモーション

こうしたなか、ヘルスプロモーションの実践を促進しうるような動きが最近見られていることが注目される。

・CSRとヘルスプロモーション

ヘルスプロモーション活動の向上に向けた模索の中で、CSRの概念との比較がもたらされた。

CSRは、Corporate Social Responsibilityの略で、企業が倫理的観点から事業活動を通じて、自主的に社会に貢献する責任のことである。そして、ある研究では、CSRの基本分野のガバナンス、マーケット、環境、職場、地域社会のそれぞれの内容が、先述したオタワ憲章の中でのヘルスプロモーション活動の5つのポイントと非常に類似していることが指摘され、企業レベルで具体的なヘルスプロモーション活動を展開することで、それがおのずとCSR活動へ繋がると主張されている。この考えが革新的なのは、ヘルスプロモーションと他の概念の協働に焦点を当てたということである。特に、国民との結びつきが強い企業の活動を通してヘルスプロモーションを図るというのは、これまでなかった考え方で、企業価値の向上とヘルスプロモーションを結びつけることで、より積極的・戦略的なヘルスプロモーション活動が生まれる可能性が高い。

・SDGsとヘルスプロモーション

このようにCSR活動とヘルスプロモーションとの親和性が非常に高いものがあるが、明示的な目標として健康を掲げる注目されるべき動きとして、SDGsがある。

SDGsとは2015年9月の国連サミットで採択された「持続可能な開発のための2030アジェンダ」にて記載された持続可能な開発目標のことで、17の

グローバル目標と169のターゲット（達成基準）から成る。[7] 日本では、2016年12月に「持続可能な開発目標（SDGs）実施指針」が決定され、それを元にした行政・企業等の協力が呼びかけられた。[8]

　SDGsのグローバル目標の3つ目は「すべての人間が健康な環境で尊厳と平等の可能性を確実に満たせるようにする」ことであり、これはヘルスプロモーションの考えと重なるところがある。その上、SDGsについては、目標が明確で自社の活動と関連付けやすいことから既に多くの企業で取り組みが進められており、街中でもSDGsのバッジをつけている人が相当数見られるようになっている。さらに、その浸透率も高く、特に学生の間では、ほぼ4人に1人がその言葉を知っているという。[9] ヘルスプロモーションの知名度が低いため、これまで盲点となっていた企業における活動が期待できる点から、SDGsの枠組みの中でヘルスプロモーションを実行することが非常に有効となる可能性があると考えられる。

　SDGsが提唱されてまもなく、上海にてヘルスプロモーションのグローバルカンファレンスが開催され、「持続可能な開発のための2030アジェンダにおける健康増進に関する上海宣言」が採択された。[10]

　この上海宣言では、健康が持続可能な開発に必要不可欠であるとされ、ヘルスプロモーションを最優先事項として規定し、SDGsの考えが中心に置かれるべきであるとした。

・ヘルスプロモーションとガバナンス

　また、ヘルスプロモーションにおけるガバナンスの重要性が特に強調された。[11] 例えば、ヘルスプロモーションへの変革的なアプローチとして、ビジョンを通した変革（Transformation through vision）、最高の政治レベルでの行動による変革（Transformation through action at the highest political level）、経済的価値を創造することによる変革（Transformation by creating value for the economy）、世界規模での変革（Transformation at the global level）、一貫した政策による変革（Transformation through policy coherence）、参加型の

ガバナンスによる変革（Transformation through participatory governance）の6つを示しており、詳しくみると、このうち4つはガバナンスについての内容となっている。また別項では、"健康と社会正義のための政策は、社会全体に利益をもたらす。ガバナンスが失敗することにより、多くの場合、国家レベルおよび世界レベルで、健康を促進するための行動に悪影響を与えることとなる。
（中略）
　我々は、政府が、国、地方、世界レベルに、持続不可能な生産及び消費の影響に対処するための根本的な責任があるということを認識している。
（中略）
　また、ビジネスリーダーには優れたコーポレートガバナンスを示すことを求める。利益は人々の健康を超えてはならないのだ。"と述べられ、ヘルスプロモーションにおける、あらゆるレベルでの適切なガバナンスの重要性が説かれている。
　こうしたガバナンスの強調は、CSR活動との関係で指摘された点と同様、上記1.のオタワ憲章における健康のための4つの前提条件やヘルスプロモーション活動の5つのポイントと通じるところがあり、SDGsが健康を明示的に目標の一つとしていることと相まって、ヘルスプロモーションの動きを加速することに貢献することが期待される。

5. SDGsの中でのヘルスプロモーションとWHOヘルスプロモーション：考察
　SDGsの考えが広まる以前のWHOヘルスプロモーションは、その抽象的な内容や各国別の取組との特徴付けから、活動対象の焦点が定まらず、その内容に見合うような成果が挙がらなかった。こうしたなか、CSR活動との取組の類似性やSDGsにおける健康目標の明示化が、ヘルスプロモーション向上・改善に貢献するとの期待が高まっている。
　例えば、上述の上海宣言では、ヘルスプロモーションをSDGsの一部またはその中核となる取り組みであるとした上で、ヘルスプロモーションの促進

には、国、地方、企業などあらゆるレベルでのより強固なガバナンスが必要であると述べられている。これは、ヘルスプロモーションを独立の概念とせずSDGsの構成要素としている点、個人のスキルではなくガバナンスを重視するように提言している点で新しい。また、SDGsの浸透率が高いことや、既に多くの企業が積極的に取り組んでいることも考えると、これまでの流れを好転させる可能性がある。

　すなわち、ヘルスプロモーションがSDGsの全ての目標を達成するための必要不可欠な構成要素であり、国、地域、企業といった社会のあらゆるレベルがそのガバナンスの問題として、組織の理念と強力なリーダーシップをもって、そのステークホルダーのためにヘルスプロモーションに組織的に取り組み、持続可能な経済社会の形成を図っていくという大きなムーブメントに取り込まれていくことを意味している。そのなかで、WHOヘルスプロモーションの考え方は、SDGsにおける健康目標の内容を豊かにし実効あるものとするために、常に顧みられ、参照されるものとして、今後存在感を増していくと考えられる。さらには、各主体のSDGsの具体的な活動の世界的な相互作用を通じて、将来にわたって、WHOのヘルスプロモーションの考え・概念も豊かにしていき、さらには、それを参照するSDGsの活動がより高度なものになっていくことが期待される。このような、WHOヘルスプロモーションとSDGsの取組の動的な好循環の上方スパイラル形成のためのフォーラムの形成、関係者の連携等が求められている。

参考文献・参考ページ

1 ：The Ottawa Charter for Health Promotion
https://www.who.int/healthpromotion/conferences/previous/ottawa/en/
2 ：厚生労働省　健康日本 21（総論）
https://www.mhlw.go.jp/www1/topics/kenko21_11/s0.html
3 ：21 世紀における国民健康づくり運動（健康日本 21）の推進について　通知文
http://www.kenkounippon21.gr.jp/kenkounippon21/about/tsuuchibun/e-1.html
4 ：健康日本 21 評価作業チーム「健康日本 21」最終評価
https://www.mhlw.go.jp/stf/shingi/2r9852000001xkbd-att/2r9852000001xkip.pdf
5 ：厚生科学審議会地域保健健康増進栄養部会「健康日本 21（第二次）」中間評価報告書
https://www.mhlw.go.jp/content/000378318.pdf
6 ：鈴木美奈子ら　ヘルスプロモーションと CSR の概念の比較
順天堂スポーツ健康科学研究 第 3 巻第 2 号（通巻 60 号），75~89（2011）
https://www.juntendo.ac.jp/hss/sp/albums/abm.php?f=abm00007808.pdf&n=vol60_p075.pdf
7 ：国際連合　Transforming our world: the 2030 Agenda for Sustainable Development
https://www.un.org/ga/search/view_doc.asp?symbol=A/70/L.1
8 ：SDGs 実施指針改定版
https://www.kantei.go.jp/jp/singi/sdgs/pdf/jisshi_shishin_r011220.pdf
9 ：日本社会に SDGs は根付くか？～第 2 回電通 SDGs 生活者調査からの考察
https://dentsu-ho.com/articles/6615
10：Shanghai Declaration on promoting health in the 2030 Agenda for Sustainable Development
https://www.who.int/healthpromotion/conferences/9gchp/shanghai-declaration/en/
11：REPORT ON THE 9TH GLOBAL CONFERENCE FOR HEALTH PROMOTION: ALL FOR HEALTH, HEALTH FOR ALL, 21–24 NOVEMBER 2016

引用文献

1 ）島内憲夫 2015 ヘルスプロモーションの近未来－健康創造の鍵は？－，日本健康教育学会，23(4)，307-317.
2 ）島内憲夫 2020 健康まち・家族づくり－ヘルスプロモーションの視点から－，社会医学序論　ZoneE 資料集　順天堂大学医学部，62-75.

あとがき

　令和2年の春、国内の新型コロナウィルス感染拡大を受け、私の勤務する大学の前期授業がオンライン授業と決まった。全国の学校は一斉休校措置となり、多くの子どもたちの学校の日常が奪われた。マスコミ報道による1日の感染者数の推移は、私たちの日常の挨拶となっていった。
　そんなある日、量販店の駐車場にいた私に島内先生から1本の電話をいただいた。
「ヘルスプロモーティング・スクール ～健康な学校づくり～」というテーマの出版原稿の依頼であった。「これからの学校はどうなっていくのだろうか」「いつまでこの状況が続くのだろう？」。先の見えない漠然とした不安の中にいた自分にとって、このテーマは古くもあり、しかし、新たに取り組まなければならないテーマのように思えた。今だからこそ、このテーマに向き合うことの意義を直感した。
「わかりました。よろしくお願いします。」とその電話を切った。春の日差しに眩しさを感じ、見上げた空はコロナ禍の不安をかき消すような澄みきった青空だったことを思い出す。近年、甚大な自然災害が発生し、多くの人命が失われた。そして、新型コロナウィルス感染症の猛威によって、人の営みは自然との共生の中に生かされていること、改めて痛感させられた。
　この度、島内憲夫先生からお声をかけていただき、この時期に21世紀の健康戦略8「ヘルスプロモーティング・スクール～健康な学校づくり～」が発刊されることの意義を鑑みると、島内憲夫先生をはじめ、それぞれの研究背景を持つ大久保菜穂子先生、鈴木美奈子先生と、その共著者の一員として加えていただいたことに、心から感謝申し上げたい。
　私は、高等学校の保健体育教員として教育現場に勤務した後、教育行政、

児童福祉行政、学校管理職としてそれぞれの立場から子ども、保護者と向き合ってきた。そこでは学校教育の可能性とその限界についてリアルな現実を見ることができた。

　学校は、子どもたちにとって最も安全で、最も健康的な場所でなければならない。

　子どもが犠牲となった、相次ぐ卑劣な犯罪の発生は、もはや学校の安全神話を崩壊させた。いじめ、不登校の児童生徒数は増加傾向、高止まりの様相を示し、子どもを取り巻く安全・健康問題は時代の流れの中で複雑化、多様化し、より個別化している。それはどれも正解が一つでない問いである。学校現場はマニュアル（手引書）ではなく、具体的に問題に立ち向かうリソース（資源）を必要としている。私が様々な問題解決を通して、経験的に言えることは「人こそが最大の資源」であるということである。健康な学校づくり（Health promoting school）の1つの鍵は「人づくり」と言っても過言ではない。

　北欧フィンランドの教育ドキュメンタリーを見る機会があった。フィンランドは世界でも有数の学力上位国である。そこで、取材者が教員に「子どもたちに何を教えるのか？」という問いに、一人の教員が「人生を幸せに過ごすこと」と答えていた。他の同僚教員も大きくうなずいていた。この問いに日本の教員は、何と答えるのだろうか？　教育の本質的な目的は「幸福追求」であると言える。

　現在、私は保健体育教員養成の教職課程科目を担当している。まさに「人づくり」を自分の使命としている。健康な学校づくり（Health promoting school）の一翼を担う、次代のヘルスプロモーターとして、子どもたちの幸福を願い、新たな健康の価値を創造できる保健体育教員を輩出することは、健康な学校づくり（Health promoting school）の活動を広めていく、最も地道で、最も近道な方法なのかもしれない。

　最後に、21世紀の健康戦略としてWHOから提唱された健康的な学校づくり（Heath promoting school）の提案者であるドン・ナットビーム博士から、

1990年、35年前に頂いた書籍が年月を経て、この機会に翻訳する運びとなった出逢い（縁）に深く感謝申し上げる。そして、この翻訳の機会を与え、常に私を叱咤激励し続けてくれる恩師、島内憲夫先生に心から感謝を申し上げたい。そして共著者であり、同志である大久保菜穂子先生、鈴木美奈子先生、翻訳にご協力くださった池田汐里さんには深くお礼を申し上げたい。

　最後に、本書執筆にあたり、懇切丁寧にご指導下さいました垣内出版の峯佳亮氏に心より感謝申し上げたい。

2025年2月28日
長岡　知
順天堂大学スポーツ健康科学部
さくらキャンパスにて

あとがき
～ヘルスリテラシーとの出逢い～

　はじめに、この度「21世紀の健康戦略シリーズ8『ヘルスプロモーティング・スクール ～健康な学校づくり～』」の著者の一員として島内憲夫先生、長岡知先生、鈴木美奈子先生とご一緒する貴重な機会を頂きましたことを大変光栄に存じます。このようなご縁を頂きましたことに心より感謝申し上げます。

　思いおこすと2005年、私は順天堂大学大学院スポーツ健康科学研究科博士後期課程を修了し、島内憲夫先生のご紹介により、聖路加看護大学看護実践開発研究センター（現聖路加国際大学研究センター）にて川越博美先生のもとでCOE研究員としてお世話になっておりました。その当時、島内憲夫先生と鈴木美奈子先生と共に千葉県白井市の小学校の先生のもとにうかがい、健康な学校づくりについての活動事例についておしえて頂き、発想を超えるすばらしい活動がなされていたことを目の当たりにし、大変感動したことが今でも鮮明な記憶として残っています。その時が私とヘルスプロモーティング・スクールとの出逢いとなります。

　その後、教員として、聖路加にて看護師・保健師養成の学部教育、助産師養成の大学院教育に携わりました。いずれも健康教育・ヘルスプロモーションという観点から教育をしてまいりましたが、その枠組みの中においてもセッティングアプローチである、ヘルスプロモーティング・スクールは大変重要な位置づけがなされており、講義や実習の中で千葉県白井市のケースについて、これから看護師、保健師、助産師として社会で活躍される学部生、院生に対して情報共有し、ともに考える貴重な機会を得ました。特に、白井市の小学校での具体的な取り組みであるヘルスプロモーションの5つの活動の

あり方の視点から、①学校の規則として、学校経営のレベルで教育目標として健康が入っていることや、②環境づくりとして、先生方で構成された環境部会が設置され、児童が健康について関心がもてるような環境づくりをめざしていたこと、③地域活動の強化として、児童館、少年野球の監督や商店街の人々に入ってもらい、健康活動を実施していたこと、④個人技術の開発として、保健・体育のみならず、各教科の授業の中で展開を目指していたこと、⑤ヘルスサービスの方向転換として、養護教諭がポストを設置し「悩みがあったらなんでも書いてここに入れてね」とはたらきかけを展開されていたことを知りました。特に、白井市での実際の活動における特筆すべき点として、組織づくりにおいて、組織自体に児童が入ったことや、直接先生方がアプローチしなくても、環境を変えることも重要であると考え、日常の生活の場に、体重計や身長計、スポーツテストの用具を設置することで、自分のからだを知ることができたといった効果があらわれていました。このようなケースは、学部生、院生たちも今後の実践に役立てる力の習得に寄与することとなり、深く感謝しています。

　今回、第1章の健康な学校　Healthy Schoolと、第4章の学校における健康教育のあり方の章を担当させて頂きました。The Healthy schoolの書籍は、1990年島内憲夫先生が訪英時に、ドン・ナットビーム教授より頂いたサウサンプトン大学から出版されている書籍ですが、今、改めて拝見し、大変興味深いことがたくさん記述されており、私自身、心の中で大きな変革が起きました。現在、私は保健体育科教員、特別支援学校教員、養護教諭、衛生管理者など、生活の場で言えば、学校、職場、地域、またライフスタイルの視点から言えば、子どもから大人、高齢者までの健康をつかさどる職に就くであろう学生に対し、健康教育学を教えています。その際、時代の変遷にともない、このように複雑になってきている健康を洞察しながらも、しっかりと個々人に向き合っていく必要があると強く感じています。長岡知先生は、健康な学校づくり（ヘルスプロモーティング・スクール）の一つの鍵は「人づくり」といっても過言ではないとおっしゃっております。今後も、学校・地域・職場・

病院・助産院等さまざまな生活の場で生じる健康問題について、乳幼児から高齢者まで幅広いライフステージを対象に、一生涯にわたりいきいきと健やかに過ごすため、自ら主体的に健康行動をとれるよう支援することを目的にQOL向上に向けた生涯にわたる健康教育のアプローチについて私自身、探究を深めていきたいと思います。

　最後に、21世紀の健康戦略としてWHOから提唱したヘルスプロモーションの創案者であるキックブッシュ博士とナットビーム博士から本翻訳をご快諾頂き応援して頂いたことに深く感謝申し上げます。そして、この翻訳のチャンスを与えてくださった島内憲夫先生、また、共著者であり、先輩の長岡知先生、同志の鈴木美奈子先生、翻訳にご協力くださった池田汐里さんに深くお礼申し上げます。最後に、校正に際して、懇切丁寧にご指導を下さった垣内出版の峯佳亮氏に心より感謝申し上げます。

2025年2月28日
大久保菜穂子
順天堂大学スポーツ健康科学部
健康教育学研究室にて

あとがき

　平成10年（1998年）、日本でのWHOヘルスプロモーションの視点に立った最初の健康な学校づくり（Health Promoting School）の試みが千葉県白井市にて行われました。当時の文部科学省は「ヘルスプロモーション」を保健科教育や学校経営の視点から取り上げてはおらず、まさに革新的な取り組みであったといえるでしょう。一方で、本書（第2章）で述べてきたようにその実践内容は、当時の学校教育の中では取り組まれていなかったことばかりではありません。学級を超えた縦割り活動や多様な健康教育、地域と連携した活動など、私たちが「ヘルスプロモーション」活動であると気づいていなかっただけかもしれません。子どもたちの豊かな教育と環境づくりのため、素敵な学校づくりを目指してきた活動の中に埋もれていたものも多いはずです。このような現実を再確認し、改めてオタワ憲章で記された5つの活動となる柱は、現状の取り組みをより効果的に、持続可能で豊かなものへと発展させるための方法として学校経営に重要な要素となるでしょう。

　そのことを実感したのは、JICAによる東北ブラジル健康なまちづくりプロジェクトの一環で海外から研修生が訪れ、モデル校視察のため島内先生と共に清水口小学校を訪問した時でした。実際の試みは、モデル校のため3ヵ年で終了しており、視察時にはすでに10年近くの月日が流れていたにもかかわらず、これらの活動は継続されていたのです。公立の小学校ということで教職員のメンバーも校長をはじめ大きく変化している中でも継続されている活動を目のあたりにし、Health Promoting Schoolが文化となって溶け込んでいる姿に大変感動いたしました。専門職のみならず、学校に関わるすべての人びとが関わらなければヘルスプロモーションとは言えません。一方で、児童・生徒のみのためではなく、教員、職員、学校を取り囲む地域の人びとをす

べてのための活動とすることは大変難しく、困難なことであるようにも感じます。しかしながら「みんなが通いたいと思える学校づくり」「後世まで残ってほしいと思える学校づくり」が結果として児童生徒、教職員の健康やwell-beingを高めていくと捉えて活動を展開していくことで、学校そのものを活性化し、より健康的で持続可能な活動にすることができるのだということを学びました。

　その後、グローバル化した社会とともに学校現場も様々な変化、発展をしてきております。ヘルスプロモーションも2005年のバンコク憲章により提唱され、その活動はさらに幅広いものになって参りました。そのバンコク憲章の中で『ヘルスプロモーションは、公衆衛生の中心的な機能を果たしており、感染症や非感染症そしてその他健康を脅かすものに取り組むことに貢献するものである。それは、健康改善と人間発達に有効な投資であり、健康とジェンダーの不平等の両方を減少させることに貢献するのである。』と記載されておりますが、アフターコロナの今だからこそ、特に考えさせられるものがあります。まさに学校では、教育、そして学校生活を通じて公衆衛生的なヘルスリテラシーを高めるとともに、環境づくりを展開しているといえるでしょう。また従来の教育では、自分の身を守るための手洗い・うがい・マスク着用という、予防的な観点が主流でありましたが、そこに「他人にうつさないための」行為であるという認識の広がり、さらには、感染してしまった仲間や人々に対しての差別的な行為、うわさや風評被害に対する冷静な判断を促すとともに教育していくという、個人的な予防や生活習慣づくりを超えた活動が展開されてきました。学校現場でもジェンダーやノーマライゼーションを課題とした教育が近年盛んになってきておりますが、健康と結びつけられる機会は少なかったように感じております。コロナ禍での経験を学びとして、より多くの学校において、Health Promoting Schoolの活動として、これらの視点や活動が自然な文化となっていくことを願っています。

　今回、21世紀の健康戦略シリーズ8の「ヘルスプロモーティング・スクール

〜健康な学校づくり〜」の翻訳と執筆を依頼された際、日頃の講義で「健康な学校づくり」について自分の経験や思いを学生へ語ってきた立場として、それを論述する機会を得ることができ、大変嬉しく光栄に思いました。お声をかけてくださった恩師の島内先生、そしていつも素敵な刺激と学びをくださる、共著者の長岡知先生、大久保菜穂子先生、翻訳にご協力くださった池田汐里さんに心から感謝申し上げます。また、本書が日本全国における「健康な学校づくり」の一つの指針となれば望外の幸せです。

　最後になりますが、本書の出版企画をして下さった垣内出版の峯達朗社長、並びに本書の校正に際して、懇切丁寧なご指導・ご指摘を下さった峯佳亮様に心から感謝申し上げます。

2025年2月28日
鈴木美奈子

あとがき

　「21世紀の健康戦略シリーズ8 ヘルスプロモーティング・スクール ～健康な学校づくり～」の翻訳をチェックして頂きたい、と島内先生からお話があったのはコロナ禍で迎える2回目の夏でした。先生の執筆に携わらせて頂いたのは「健康社会学 ～理論体系モデル試論～」での図の作成以来で、文章に直接手を加えるのは今回が初めてでした。当初は翻訳に携わる気は全くなく、誤字脱字の修正や文章構成、言回しの確認に留まる予定でしたが、島内先生のご厚意により名前を載せて頂ける運びとなりました。このような貴重な機会をくださった島内先生に、心から感謝申し上げます。

　ヘルスプロモーションの授業で白井市の小学校での取り組みを見た際に、小学生がヘルスプロモーションを理解することは難しいけれども、楽しく学ぶことで知識が自然と身につく仕組みは素晴らしいと感じました。特に地域のボランティアグループと共に行う活動は、地域住民との関わりが希薄になりつつある現代において、非常に重要な機会であると同時に、一緒に健康を学ぶことのできる場づくりは今後の地域の活性化に必要であると感じます。

　以前、ヨーロッパでは楽しむことを目的に授業が行われているというニュースを目にしました。例えば、日本の体育の授業では徒競走やマラソンで順位をつけ、自分の設定した目標に向かって努力することを目的としています。一方、他の国では将来走ることが健康を維持するために重要であると認識させることを目的としており、最下位の子どもたちが苦手意識を持つことを避けるために順位づけを行わないとしていました。授業のカリキュラムとして健康を学ぶことも大切ですが、子どもたちが無意識に健康の知識を身につけ、日常生活の中で自然に学んでいくことが"健康な学校づくり"に繋がると考えます。

修士論文でヘルスリテラシーについて研究した際、個々のヘルスリテラシーレベルは学校教育が大きく影響しているのではないかと感じました。子どもの頃はスポンジのように何でも吸収できる時期です。この時期の学びが、大人になってからも活かされたり、自分の健康を支える基盤となったりするなどその人にとって一生の財産となると思います。また生徒だけでなく、その家族や教員、地域住民を巻き込むことで、その町全体が健康をつくるコミュニティになります。ヘルスプロモーティング・スクールの素晴らしい点は、学校の中だけで完結しないということだと感じます。

　最後に、ヘルスプロモーションに出会い、島内先生にご指導頂いてから10年が経ちました。先生は私を最後の弟子として迎え入れ、貴重な経験をさせてくださいました。島内憲夫先生をはじめ、翻訳者の一員として迎えてくださった長岡知先生、大久保菜穂子先生、鈴木美奈子先生に心より感謝申し上げます。

2025年2月28日
池田汐里

[著者略歴]

島内憲夫（しまのうち・のりお）
順天堂大学名誉教授　博士（医学）
広島国際大学客員教授　客員教授
ビューティ＆ウエルネス専門職大学　客員教授
日本ヘルスプロモーション学会　名誉理事長
日本HPHネットワーク　特別顧問
健康管理研究協議会　顧問

長岡　知（ながおか・とも）
順天堂大学スポーツ健康科学部　先任准教授
博士（保健学）
（所属学会）
日本ヘルスプロモーション学会　理事
日本学校保健学会　会員
日本保健科教育学会　会員
日本体育・スポーツ・健康学会　会員

大久保菜穂子（おおくぼ・なおこ）
順天堂大学スポーツ健康科学部　先任准教授
博士（スポーツ健康科学）
（所属学会）
日本ヘルスプロモーション学会　常任理事
日本健康教育学会　会員
日本公衆衛生学会　会員
日本看護科学会　会員
日本助産学会　会員

鈴木美奈子（すずき・みなこ）
順天堂大学国際教養学部　准教授
博士（スポーツ健康科学）
順天堂大学国際教養学部グローバル・
ヘルスプロモーション・リサーチセンター
コーディネーター
日本HPHネットワーク　顧問
健康管理研究協議会　幹事
（所属学会）
日本ヘルスプロモーション学会　常任理事
日本公衆衛生学会　会員
日本健康教育学会　会員
日本学校保健学会　会員
日本保健医療社会学会　会員
日本産業保健精神学会　会員

池田汐里（いけだ・しおり）
順天堂大学医学研究科博士課程4年
博士（医学）
順天堂大学国際教養学部グローバル・ヘルスプロモーション・リサーチセンター
客員研究員
日本ヘルスプロモーション学会　会員
日本公衆衛生学会　会員
日本疫学会　会員

21世紀の健康戦略シリーズ8
ヘルスプロモーティング・スクール
～健康な学校づくり～

2025年3月31日　初版第1刷発行

編訳・著者　島内憲夫
訳　著　者　長岡 知・大久保菜穂子・鈴木美奈子
訳　　　者　池田汐里
編集・訳者　峯 佳亮
発　行　人　峯 達朗
発　行　所　垣内出版
　　　　　　〒150-0098
　　　　　　東京都世田谷区上用賀6-16-17
　　　　　　TEL 03-3428-7623　FAX 03-3428-7625
印刷・製本　中央精版印刷株式会社
装　　　丁　伊藤拓希

©Norio Shimanouchi, 2025 Printed in Japan.
ISBN978-4-7734-0418-0

21世紀の健康戦略シリーズ既刊本

●21世紀の健康戦略シリーズ1・2合本
『〈新装版〉ヘルスプロモーション ～WHO：オタワ憲章～』
島内憲夫[編訳・解説]　鈴木美奈子[訳書評]　定価：本体1700円＋税
100年先の地球のために！ オタワ憲章にはヘルスプロモーションの真髄が詰まっている。

●21世紀の健康戦略シリーズ4
『ヘルシー・シティーズ ─新しい公衆衛生をめざして─』
島内憲夫[編訳]　岡本暁／小野田薫／市村久美子[訳]　定価：本体2060円＋税
市がヘルシーシティーをめざすならば、その構造を作る方法がここにある。

●21世紀の健康戦略シリーズ5
『ナットとハリスのヘルスプロモーション・ガイド・ブック』
島内憲夫[監訳]　石田共子／長松康子／西田美佐／島内直子／助友裕子[共訳]　定価：本体1800円＋税
『WHO：オタワ憲章』の理解を導く、ヘルスプロモーションの理論とモデルの書。

●21世紀の健康戦略シリーズ6
『ヘルスプロモーション ～WHO：バンコク憲章～』
島内憲夫／鈴木美奈子[著]　定価：本体1900円＋税
21世紀の健康づくりの姿とメッセージが詰まったヘルスプロモーションのバイブル！

●21世紀の健康戦略シリーズ7
『ヘルスリテラシーとは何か？』
ドン・ナットビーム／イローナ・キックブッシュ[著]　島内憲夫[編訳]　大久保菜穂子／鈴木美奈子[訳]　定価：本体2000円＋税
21世紀のグローバル・チャレンジ─健康や医療に関する情報を入手し、理解し、活用する力。

島内憲夫編の書

『「健康」ライフワーク論 ─生涯健康学習のすすめ』
定価：本体2900円＋税

『健康社会学～理論体系モデル試論～』
定価：本体2000円＋税